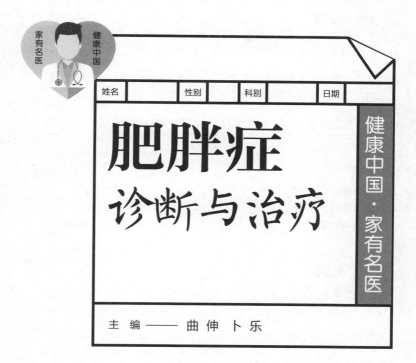

姓名　　　　　性别　　科别　　　　日期

肥胖症
诊断与治疗

健康中国·家有名医

主 编——曲伸 卜乐

U0198398

上海科学技术文献出版社
Shanghai Scientific and Technological Literature Press

图书在版编目（CIP）数据

肥胖症诊断与治疗 / 曲伸，卜乐主编 . —上海：上海科学技术
文献出版社，2020
　（健康中国·家有名医丛书）
　ISBN 978-7-5439-8109-6

　Ⅰ.①肥…　Ⅱ.①曲…②卜…　Ⅲ.①肥胖病—诊疗—普及
读物　Ⅳ.① R589.2-49

中国版本图书馆 CIP 数据核字（2020）第 053977 号

策划编辑：张　树
责任编辑：付婷婷
封面设计：樱　桃

肥胖症诊断与治疗
FEIPANGZHENG ZHENDUAN YU ZHILIAO
主编　曲　伸　卜　乐
出版发行：上海科学技术文献出版社
地　　址：上海市长乐路 746 号
邮政编码：200040
经　　销：全国新华书店
印　　刷：常熟市人民印刷有限公司
开　　本：650×900　1/16
印　　张：15.25
字　　数：158 000
版　　次：2020 年 7 月第 1 版　2020 年 7 月第 1 次印刷
书　　号：ISBN 978-7-5439-8109-6
定　　价：35.00 元
http://www.sstlp.com

"健康中国·家有名医"丛书总主编简介

王 韬

同济大学附属东方医院主任医师、教授、博士生导师，兼任上海交通大学媒体与传播学院健康与医学传播研究中心主任。创立了"达医晓护"医学传播智库和"智慧医典"健康教育大数据平台；提出了"医学传播学"的学科构想并成立"中国医学传播学教学联盟"。任中国科普作家协会医学科普创作专委会主任委员、应急安全与减灾科普专委会常务副主任委员、中华预防医学会灾难预防医学分会秘书长。全国创新争先奖、国家科技进步奖二等奖、上海市科技进步奖一等奖、中国科协"十大科学传播人物"获得者。"新冠"疫情期间担任赴武汉国家紧急医学救援队（上海）副领队。

李校堃

微生物与生物技术药学专家，中国工程院院士，教授、博士生导师，温州医科大学党委副书记、校长、药学学科带头人，基因工程药物国家工程研究中心首席专家。于1992年毕业于白求恩医科大学，1996年获中山医科大学医学博士学位。2005年入选教育部新世纪优秀人才，2008年受聘为教育部"长江学者奖励计划"特聘教授，2014年入选"万人计划"第一批教学名师。长期致力于以成纤维细胞生长因子为代表的基因工程蛋白药物的基础研究、工程技术和新药研发、临床应用及转化医学研究，在国际上首次将成纤维细胞生长因子开发为临床药物。先后获得国家技术发明奖二等奖、国家科技进步奖二等奖等，发表论文200余篇。

"健康中国·家有名医"丛书编委会

丛书总主编:

王　韬　　中国科普作家协会医学科普创作专委会主任委员
　　　　　主任医师、教授

李校堃　　温州医科大学校长、中国工程院院士

丛书副总主编:

方秉华　　上海申康医院发展中心党委副书记、主任医师、教授

唐　芹　　中华医学会科学技术普及部、研究员

丛书编委:

马　骏　　上海市同仁医院院长、主任医师

卢　炜　　浙江传媒学院电视艺术学院常务副院长、副书记

冯　辉　　上海中医药大学附属光华医院副院长、主任医师

孙　烽　　中国科普作家协会医学科普创作专委会秘书长、副教授

李本乾　　上海交通大学媒体与传播学院院长、教育部"长江学者"
　　　　　特聘教授

李江英　　上海市红十字会副会长

李　红　　福建省立医院党委副书记、主任护师、二级教授

李春波　　上海交通大学医学院附属精神卫生中心副院长
　　　　　上海交通大学心理与行为科学研究院副院长、主任医师

李映兰　　中南大学湘雅护理学院副院长、主任护师

杨海健　　黄浦区卫健委副主任、副主任医师

吴晓东　　上海市卫生人才交流服务中心主任

汪　妍　　上海电力医院副院长、主任医师

汪　胜　杭州师范大学医学院副院长、副教授

宋国明　上海市第一人民医院党委副书记、纪委书记、副研究员

张春芳　上海市浦东新区医疗急救中心副主任

张雯静　上海市中医医院党委副书记、主任医师

林炜栋　上海交通大学护理学院副院长（主持工作）、主任医师

罗　力　复旦大学公共卫生学院党委书记、教授

周行涛　复旦大学附属眼耳鼻喉科医院院长、主任医师、教授

赵燕萍　复旦大学附属闵行医院（上海市闵行区中心医院）党委书记、主任医师

唐　琼　上海市计划生育协会驻会副会长

陶敏芳　上海市第六人民医院副院长、主任医师、教授

桑　红　长春市第六医院院长兼党委书记、主任医师、教授

盛旭俊　海南省澄迈县人民医院执行院长、副主任医师
　　　　上海交通大学医学院附属新华医院医务部副主任

韩　静　同济大学附属东方医院应急管理办公室副主任、副教授

颜　萍　新疆医科大学护理学院院长、主任护师

薄禄龙　海军军医大学长海医院麻醉学部主任助理、副主任医师
　　　　副教授

本书编委会

主　编　曲　伸　卜　乐

副主编　程晓芸　周　蒨　徐　倍　杨　蓬　钱春花

编　者　柴尚玉　黄玥晔　陈佳奇　王兴纯　曹　涵
　　　　黄　韵　朱翠玲　朱　冰

总　序

健康是人生最宝贵的财富,然而疾病却是绕不开的话题。2020年中国人民共同经历了一场战"疫",本应美如画卷的春天,被一场突如其来的疫情打破。这让更多人认识到健康的重要性,也激发了全社会健康意识的觉醒。

现代社会快节奏和高强度的生活方式,使我们常常处于亚健康状态。美食诱惑、运动不足、嗜好烟酒,往往导致肥胖,诱发高血压、高血脂、高血糖、高尿酸乃至冠心病、脑卒中,甚至损伤肺功能,造成肾功能衰退,而久病卧床又会造成肺炎、压疮、下肢血管栓塞等衍生疾病……凡此种种,严重影响人们的健康生活。

"经济要发展,健康要上去"是每个老百姓的追求,健康是人们最具普遍意义的美好生活需要。鉴于此,上海科学技术文献出版社策划出版了"健康中国·家有名医"丛书。丛书作者多为上海各三甲医院临床一线专科医生,遴选临床常见病、多发病,为广大读者提供一套随时可以查阅的医学科普读物。

如今,在国内抗"疫"获得阶段性胜利的情况下,全国各地逐渐复工复产,医务人员和出版人也在用自己的实际行动响应政府号召。上海科学技术文献出版社精心打造的这套丛书,为全社会健康保驾护航,让大众在疫情后期更加关注基础疾病的治疗,提高机体免疫力,在这场战"疫"取得全面胜利的道路上多占

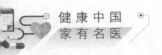

得一些先机,也希望人们可以早日恢复健康生活。

　　本丛书秉承上海科学技术文献出版社曾经出版的"挂号费"丛书理念,作为医学科普读物,为广大读者详细介绍了各类常见疾病发病情况,疾病的预防、治疗,生活中的饮食、调养,疾病之间的关系,治疗的误区,患者的日常注意事项等。其内容新颖、系统、实用,适合患者、患者家属及广大群众阅读,对医生临床实践也具有一定的参考价值。本丛书版式活泼大气、文字舒展,采用一问一答的形式,逻辑严密、条理清晰,方便阅读,也便于读者理解;行文深入浅出,对晦涩难懂的术语采用通俗表达,降低阅读门槛,方便读者获取有效信息,是可以反复阅读、随时查询的家庭读物,宛若一位指掌可取的"家庭医生"。

　　本丛书的创作团队,既是抗"疫"的战士,也是健康生活的大使。作为国家紧急医学救援队的一员,从武汉方舱医院返回上海的第一时间能够看到丛书及时出版,我甚是欣慰。衷心盼望丛书可以让大众更了解疾病、更重视健康、更懂得未病先防,为健康中国事业添砖加瓦。

王 韬

中国科普作家协会医学科普创作专委会主任委员

赴武汉国家紧急医学救援队(上海)副领队

2020 年 4 月 3 日于上海

目　录

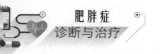

了解一些肥胖病的常识

什么是脂肪组织

每个正常成年人体内都有一定含量的脂肪组织。虽然现在很多人谈"脂"色变,但脂肪组织在人类的生长发育、日常生活及能量代谢的调节中起着非常重要的作用。脂肪组织的存在是人类和大自然长期选择的结果,人体的"肥胖基因"是为了应付远古时代自然灾害、物种竞争导致的食物匮乏、气候恶劣、生存困难的产物。肥胖基因的产物就是脂肪组织,它在人体内是必不可少的,起着举足轻重的多重作用,如物理保护作用,防跌倒、防寒冷、保护重要的组织器官。现代研究还发现,脂肪组织尤其是皮下脂肪组织还具有抗感染,增强免疫的作用,在恶劣的环境下,或能量缺乏的自然灾害情况下,起到功能、维持生命和保护人类免受外界威胁的能力,使得人类能够在与大自然和其他动物的竞争中占得上风,得以生存与繁衍生息。脂肪同时是身体能量储存和保持能量平衡的主要"仓库",我们日常摄入的营养成分包括糖类(旧称碳水化合物,如米、面)、蛋白质(如蛋白)、脂肪(如食油)及维生素和微量元素,糖类、蛋白质和脂肪在体内可以相互转化,并主要以脂肪的形式储存,现代化的社会使得我们衣食无忧,似乎脂肪组织并不那么重要了,反而肥胖成为我们的担忧,但人类是离不开脂肪组织的,如果在天灾人祸之际,热量极度缺乏,或者在重病、恶性营养不良的时候,脂肪组织及其热量存储就会成为我们的救命之源。

脂肪组织部单纯是一个热量存储仓库,它本身也是一个重要的内分泌器官,也可以分泌很多细胞因子和脂肪因子(图1、图2),作用于不同的器官,发挥着重要的功能,在糖脂代谢的调节,甚至与中枢系统的联络方面,起着不可忽略的作用。同时,脂肪组织也不像我们认为的就是由脂肪细胞组成的单纯的组织,它其实在人体不同部位形态各异,功能不同。如皮下脂肪组织和腹内脂肪组织的结构和功能相差迥异,上半身脂肪和下半身储存的脂肪更是优劣有据。而脂肪细胞现在也分为白色脂肪细胞和棕色脂肪细胞甚至褐色脂肪细胞,内部细胞器也完全不同,其数量的多少和作用的强弱直接决定了人体的代谢和肥胖状态。科学家正在不断地发掘脂肪组织对人体的作用机制,如脂肪—中枢对话,脂肪肝脏对话,脂肪肠道对话,甚至脂肪—内分泌腺对话都是目前研究的热点。所以从医学的角度,脂肪组织不仅是热

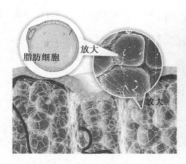

图1　脂肪组织及脂肪
　　　细胞示意图

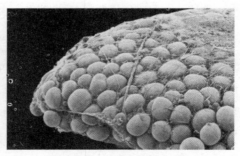

图2　电镜下的脂肪组织

量储存器官,也是一个可以分泌产生多种激素和细胞因子的内分泌器官,是人体必不可少的组成成分,体内脂肪组织过多或者过少都会导致内分泌代谢疾病的发生。体内脂肪的种类和分布也决定着人体的肥胖程度和代谢状态。

脂肪是怎样形成的

脂肪细胞的大本营是骨髓,脂肪细胞来源于骨髓间充质干细胞转化为成脂细胞,分化为前脂肪细胞,然后转化为脂肪细胞。脂肪组织在不同阶段的生长发育有两种方式,①增生性生长:即脂肪细胞数目增多;②肥大性生长:即脂肪细胞体积增大和存储脂肪的功能增强。这两种生长方式都会导致脂肪含量的增加,导致人变胖。

在人的青春期前,也就是如果一个小孩变胖,那他体内的脂肪组织放在显微镜下看(图3),不仅有脂肪细胞总数的增多,也有脂肪细胞体积的增大。但青春期后,体内脂肪细胞的总数稳定不变,也就是如果一个青年人变胖,那他体内的脂肪细胞只是体积变大,数量不会发生变化。现代观点发现,脂肪细胞也可以互相转换,如通过基因工程的方

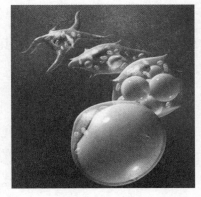

图3 脂肪细胞体积变大示意图

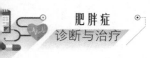
法,将白色脂肪转化为棕色脂肪细胞使其增加产能,促进代谢,达到减重的目的。

科学家发现,在人的一生中脂肪细胞总数的增加只有以下3个阶段。

第一阶段是胎儿期,相当于在妊娠30周至出生前。

第二阶段乳儿期,相当于出生后到1岁末。

第三阶段是青春期。

在前两个阶段,由于小孩生长发育迅速,体内的脂肪细胞总数增长得也很快。值得注意的是,由于现在生活条件变好,很多孕妇孕期"营养过剩",这部分多余的营养不仅会给孕母带来疾病风险,比如妊娠糖尿病,也加大了婴儿日后变成"小胖子"的概率。这是因为母体或者婴儿营养过剩后,正好赶上了人体在1岁前的两个脂肪细胞数量增长的"高峰",其结果是营养过剩婴儿体内的脂肪细胞数量可能比正常婴儿要多。第三阶段青春期的脂肪细胞增长潜力不如以上两期。因此,防止肥胖应该从小做起。

什么是白色脂肪组织和棕色脂肪组织

脂肪组织分为两类:白色脂肪组织和棕色脂肪组织。成人几乎所有的脂肪组织都是白色脂肪组织,它是人体主要热量储存的"仓库";而棕色脂肪组织的主要作用是产生热量。

白色脂肪组织是一种特殊的疏松结缔组织,组织中有成簇的脂肪细胞。在一个白色脂肪细胞内,90%的细胞体积被脂滴占据。把细胞质挤到细胞的边缘,形成一个"圆环"样细胞质;并且细胞核也被挤扁、挤平,形成一个"半月"形的细胞核,只占细胞体积的2%～3%。一层薄薄的膜把脂滴和细胞质分开来。脂肪细胞中心的脂滴95%的成分都是甘油三酯,也包含一些游离脂肪酸、磷脂和胆固醇。

为了储存足够的脂质,脂肪细胞的体积最多能增加1 000倍,这种巨型脂肪细胞是在病态肥胖患者大网膜(腹部覆盖于大肠和小肠上的脂肪垫)上分离出的。在正常体重的成人中,白色脂肪组织(图4)占据15%～20%的体重。

棕色脂肪组织(图5)是一种特殊的脂肪组织,以往认为,棕色脂肪组织仅存在于婴幼儿体中。但现在发现成人中也存在一定的棕色脂肪,在人体内起着特定的重要的作用。

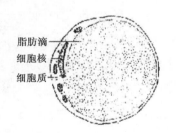

图4　白色脂肪细胞示意图　图5　棕色脂肪细胞示意图

棕色脂肪组织无论是结构上,还是在功能方面都与白色脂肪组织有很大不同。棕色脂肪组织外观上呈现棕色,而且棕色脂肪细胞比起白色脂肪细胞小一些,棕色脂肪细胞比起白色

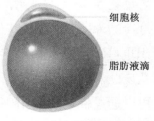

图6　白色脂肪细胞图

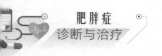

脂肪细胞(图6)有更大的卵圆形细胞核,细胞质内散在分布很多小脂滴,不像白色脂肪细胞质中通常只有一个大脂滴。棕色脂肪细胞中细胞质在整个细胞体积中的百分比比白色脂肪细胞大,细胞质中有大量的线粒体。

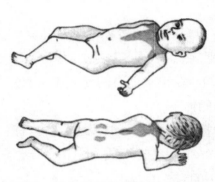

棕色脂肪组织存在于婴儿的纵隔内、大血管旁、肾脏周围等部位。棕色脂肪组织会于出生后的几个月内逐渐消失,那些肉眼可见的棕色脂肪组织(图7)会于出生后1～2年内完全消失。

图7　婴儿棕色脂肪组织示意图

在成人中,只有零星的、一个个的棕色脂肪细胞散布在白色脂肪组织中,但机体在特殊条件下可以产生棕色脂肪组织。研究者发现,女性、居住于寒冷地区的人群以及运动较多的人群含有较多的棕色脂肪,冬泳的方式也可诱导出一定的棕色脂肪,这可能是因为人体在寒冷的水中需要保存体温。

棕色脂肪组织的作用是产生热量,同时代谢率非常高。在哺乳动物新生幼崽、冬眠动物和啮齿类动物中,棕色脂肪组织不仅在寒冷的环境中用来维持体温稳定,当它们进食过多时,棕色脂肪组织也可以将因进食过多而多摄入体内的能量直接转化为热量,从皮肤表面散发。这给予了我们治疗肥胖患者的新思路:也许可以通过棕色脂肪组织,将多摄入体内的能量转变为热量消耗掉,而不是转化为脂肪储存在体内,从而控制体内脂肪的含量。

人体内脂肪是如何分布的？脂肪的总含量有多少

人体内的脂肪，可以被分为皮下脂肪和内脏脂肪。皮下脂肪是皮肤和肌肉之间的一层脂肪，占据人体脂肪总量的80％。包括颈部、背部、腰部、腹部、腹股沟、乳房等部位的脂肪；内脏脂肪是内脏表面的脂肪，占据人体脂肪总量的20％。包括胸内、腹腔骨盆内（大网膜内、肠系膜内等）、腹膜外、盆腔内等区域的脂肪。

脂肪可能是人体中最大的组织之一，每个人体内脂肪总量不同。在一个正常男性体内，脂肪占体重的10％～20％。正常女性体内含有脂肪的比例比男性高一些，占体重的20％～30％（图8）。而在优秀的运动员中，脂肪含量更少，可能只占体重的

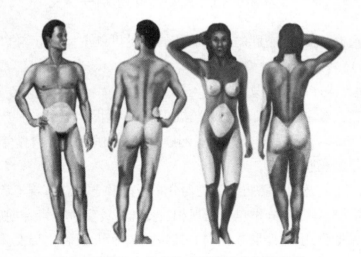

图8 男性及女性身体主要脂肪分布示意图

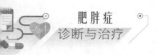

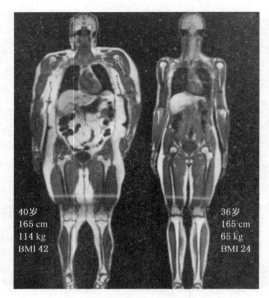

40岁
165 cm
114 kg
BMI 42

36岁
165 cm
65 kg
BMI 24

(深色代表肌肉,浅色代表脂肪)

图9　肥胖患者与正常人体内脂肪分布情况对比

百分之几;而病态肥胖的患者脂肪的总量可以占体重50％以上(图9)。孕妇会额外增加体脂,不仅是为了保证胎儿的正常发育,也是为产后哺乳做准备。

　　在人类中,不同部位的脂肪沉积与人群性别、年龄和种族的不同有关。正常情况下,皮下、网膜系膜、肾脏周围及骨髓等处有大量的脂肪沉积。

　　新生儿及幼儿脂肪组织均匀分布于皮肤下层。随着年龄增长,脂肪在体内的分布也会出现相应变化。儿童进入青春期后,在激素的作用下,脂肪在体内的某些区域增厚,反映出男女体型上的不同特征:成年女性脂肪分布的特征是脂肪在臀部、大腿以及乳房等部位较多,所以女性往往呈"梨形"身材;而在成年男性表现为颈部、上臂、三角肌、肱三头肌以及腰骶部位比较多,故男性往往呈"苹果形"身材(图 10)。但在深部区域的一些脂肪组织,如大网膜、肠系膜、腹膜后的脂肪组织,则无明显的性别差异。如机体需要时,这些部位的脂肪也会被氧化供能。

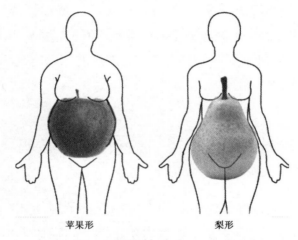

苹果形　　　　　　　梨形

图 10　苹果形和梨形身材示意图

在大关节区、眼眶、手掌、足掌处也分布有脂肪组织,这些脂肪组织主要起支持和保护作用,一般情况下不被用于机体供能,仅在长期禁食时才有减少。年龄较大、营养过剩、缺乏运动的人群更容易肥胖。腹部脂肪多的人群往往有更高的心血管事件(如心肌梗死)的发生率,所以沉积在腹部的脂肪比沉积在大腿、臀部的脂肪更为危险。

脂肪的分布决定了人体的代谢状态和内分泌状况,正常的皮下脂肪及其分布是人体组成必不可少的部分,担当者重要的

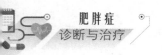

生理功能,皮下脂肪过少及脂肪萎缩可以导致严重的后果,如营养不良及其相关疾病,寿命缩短及病死率增高等,所以保持人体正常的皮下脂肪含量及其分布是非常重要的。而以腹内脂肪为代表的内脏脂肪和躯干脂肪及上半身脂肪和组织间脂肪如肝内脂肪、肌间脂肪相对来讲则弊大于利,多存在着炎性状态和胰岛素抵抗及相关代谢异常,如腹部脂肪多的人群往往伴发代谢性疾病,有更高的心血管事件(如心肌梗死)的发生率和更高的病死率,所以沉积在躯干和腹部尤其是内脏的脂肪比沉积在大腿、臀部的脂肪更为危险。

什么是异位脂肪分布?它有什么危害吗

不同种族人群体内脂肪的含量和分布不同,所以不同种族肥胖人群心血管事件发生率也有所不同。同样体重指数(body mass index, BMI)的亚洲人和高加索人相比,亚洲人体内总脂肪含量更多,这可能解释了为什么亚洲人更容易得肥胖相关性2型糖尿病。

我们先来明确一个概念,什么是代谢综合征? 代谢综合征是一组复杂的代谢紊乱症候群,是导致糖尿病、心脑血管疾病的危险因素,其基础可能是胰岛素抵抗(胰岛素抵抗是指正常剂量的胰岛素产生低于正常生物学效应的一种状态。目前认为,胰岛素抵抗不仅是2型糖尿病的发病基础,更是许多代谢性疾病的共同生理基础)。代谢综合征目前已成为心内科、内分泌科、消化科、神经内科等科室医生共同关注的热点。

　　当体重增加时,体内脂肪分布区都会有不同程度的扩大,包括腹部的内脏脂肪也增多明显。内脏脂肪过多是造成向心性肥胖的"元凶",也是导致代谢综合征的重要原因。内脏脂肪较易脂解,其释放出的游离脂肪酸进入肝脏,降低胰岛素清除率,导致体内胰岛素增多。胰岛素增多可以增加脂质合成,而增加的游离脂肪酸也可以导致肝脏胰岛素抵抗,引起空腹血糖升高。长此以往,为 2 型糖尿病等代谢疾病的发生、发展提供了基础。

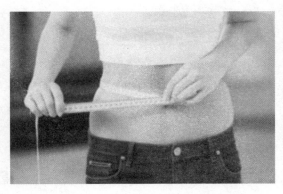

图 11　站立时经脐水平绕腹部一周测量腰围

　　内脏脂肪的含量可以通过测量腰围来评估(图 11)。腰围大的患者往往内脏脂肪含量较多,这类患者易患 2 型糖尿病、高脂血症和心血管疾病等待代谢疾病。内脏脂肪含量异常增高的患者容易出现血脂升高,过多的甘油三酯很容易在肥胖个体的肝脏、骨骼肌和心肌中沉积,沉积在动脉壁可以导致动脉粥样硬化斑块的形成,这些都与心血管疾病发生率的升高密切相关。

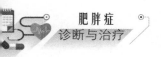
脂肪组织有什么功能

脂肪组织有保护、支持、储存能量、分泌脂肪细胞因子等多种功能(图12)。

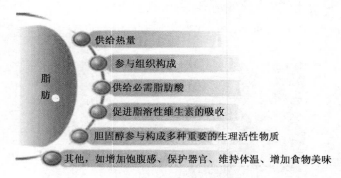

脂肪
— 供给热量
— 参与组织构成
— 供给必需脂肪酸
— 促进脂溶性维生素的吸收
— 胆固醇参与构成多种重要的生理活性物质
— 其他,如增加饱腹感、保护器官、维持体温、增加食物美味

图 12　脂肪组织的功能

首先,脂肪对机体有着重要的保护作用。体内重要器官的周围都有脂肪包裹,如在腹腔内肾脏、肝脏和肠道周围有大量的脂肪(肾周脂肪和网膜脂肪),这样一旦遇到外力冲击,这些脂肪可以起到缓冲的作用,保护内脏不易受到伤害。在皮下和骨骼肌纤维之间,也存在皮下脂肪和肌间脂肪,起到保温和缓冲保护作用。

当然脂肪最主要的作用是以甘油三酯的形式储存能量,并且以游离脂肪酸的形式向其他组织提供热量。

人体三大热量来源是糖原、脂肪和蛋白质。糖原是人体糖类的主要储存形式。人体总糖原储备大约是 500 g，分布在肝脏和骨骼肌中，大致相当于一天的基本热量储备，肝糖原在人处于饥饿状态 24 小时后便会被消耗殆尽。而人体中的蛋白质，除非人体处于较长时间的饥饿状态后，才会大规模被动用，向机体供应热量。

白色脂肪组织中的甘油三酯是机体长期储存能量的主要方式。饥饿状态下，人体主要从白色脂肪组织获得热量来源。脂肪的热量储存非常高效：1 kg 脂肪中仅含有 100 g 水，但却有 800 g 甘油三酯，这样就相当于储存 29 288 kJ(7 000 kcal，1 kJ＝4.184 kcal)热量。一个平均身高、体型中等的人体内大约含有 15 kg 脂肪，这些脂肪可以提供人体在完全饥饿状态下 50～60 天的热量供应。肥胖的人群，得益于他们体内较多的脂肪储存，可以在饥荒环境下存活得更久，甚至长达 120 天以上。这说明在不容易获得食物的饥荒环境下，体内脂肪储存总量是决定一个人是否能生存下来的关键因素。体内脂肪含量越高，在饥荒年代生存的概率越大。由于古时生产力的限制，人类生存和发展的历史就是一部与饥荒抗争的历史。如果一个人的合成代谢能力较强(将过剩的热量转变为甘油三酯，储存在脂肪细胞中的能力较强)，这样的人更容易挺过饥荒，存活并繁殖后代，这种在人类进化历程中被筛选并被强化的"节约基因"是荒年生存的关键。而在食物供应充足的年代里，人们不缺少食物，这种基因能促进多摄入的热量转换为甘油三酯，储存在脂肪细胞内，导致肥胖，从而导致一些肥胖相关疾病的发生、发展。所以，事物往往有两面性。

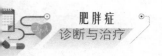

脂肪是如何在体内储存的

脂肪沉积(脂肪生成)和脂肪动员(脂肪脂解)的过程都由神经系统和内分泌系统双重调节,使人体脂肪在被消耗和被合成的过程中尽量保持一个相对稳定的状态,使人的体重保持相对稳定。

在人体中几乎所有储存在脂肪细胞中的甘油三酯来源于从血液中摄取的游离脂肪酸,这些脂肪酸来自结合在血浆白蛋白上的游离脂肪酸,或血液循环中的甘油三酯被水解后产生的游离脂肪酸。而循环中的甘油三酯也有两个来源:低密度脂蛋白所携带的甘油三酯,或者进食后由摄入脂肪形成的乳糜微粒所包含的甘油三酯,就是我们常说的油脂。要搞清楚脂肪如何在体内储存,我们先来了解一下脂肪如何被消化吸收。

食物脂肪是如何被消化吸收的

食物中脂肪的消化主要依靠消化道的脂肪酶,这种脂肪酶可以加快脂肪消化吸收的速度,是一种生物催化剂。脂类经脂肪酶作用,在小肠内被消化,产物主要是甘油一酯及脂肪酸,它们在十二指肠下段和空肠上段被吸收,而后通过门静脉进入血液循环,被机体摄取利用。

血液中的甘油三酯是怎样被清除，继而转化为脂肪的

脂蛋白脂酶是一种控制血液中甘油三酯含量的酶。在白色脂肪组织中，当体内含有一定水平且可被利用的胰岛素时，脂蛋白脂酶的分泌增加。降低了体内的循环甘油三酯含量，然后将这部分甘油三酯储存在脂肪细胞中，作为机体的热量储备储存起来。

糖类是如何转化为脂肪的

糖类(碳水化合物)是我们日常食物的主要来源，但碳水化合物进食过多也可以导致肥胖。葡萄糖代谢后可产生游离脂肪酸。在人体处于饥饿状态的时候，相当一部分游离脂肪酸又被

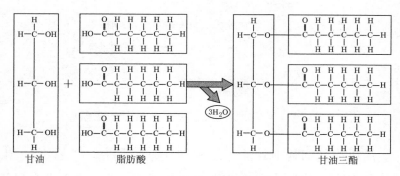

图 13　甘油三酯的构成

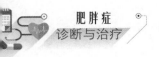
酯化,重新成为甘油三酯(甘油三酯是由三分子脂肪酸与一分子甘油结合而成的)(图 13)。这部分游离脂肪酸处在被解离和被重新合成的平衡中。

胰岛素和肥胖的关系

脂肪组织中的甘油三酯合成是由胰岛素介导促进的(图 14)。胰岛素可以增强脂肪细胞对游离脂肪酸的摄取,从而促成了脂肪生成。同时,胰岛素也可以阻止脂肪组织被分解,这也就解释了为什么应用胰岛素治疗糖尿病的患者大多体重会增加。

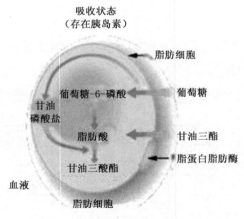

图 14 胰岛素促进脂肪细胞合成甘油三酯

所以脂肪细胞中甘油三酯的储存过程是完全的合成代谢。当人体存在高胰岛素血症和胰岛素抵抗时,体内胰岛素含量相对增多,导致脂肪合成增加,且这种增加表现为异常的脂肪沉积。如果脂肪更多沉积在躯干部位,则表现为向心性肥胖;如果沉积在内脏中,则表现为非酒精性脂肪肝等。这时,机体将处在一个比较危险的状态,这些人群患糖耐量异常和糖尿病的风险很高。

体内的脂肪是如何被利用的

当机体其他组织需要时,脂肪组织会释放出储存在其中的热量。体内储存的甘油三酯被水解,游离脂肪酸从脂肪细胞中被释放入血液中,在血浆中游离脂肪酸和白蛋白结合,并且在循环的过程中被机体的其他组织摄取利用。

脂肪分解的过程在人体是非常有规律的,并且受到中枢神经与内分泌系统的双重精密调节。人体正常状态下可以根据机体营养状况和生理状态,决定脂肪酸更多地储存进脂肪组织中,还是进入循环系统中以供机体使用,以此来达到热量平衡和维持体重的目的。

当人处在病理条件下时,如内分泌改变、脂肪细胞或脂肪组织受到外界因素影响,丧失了正常的调控机制,就会出现病态的肥胖、消瘦或异常的脂肪分布:如甲状腺功能亢进症和 1 型糖尿病患者的消瘦,女性多囊卵巢综合征、黑棘皮病、小儿激素分泌异常引起的肥胖等。这些疾病都与脂肪组织及脂肪细胞的功能受损有关。

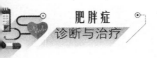

脂肪组织与激素代谢的关系

　　脂肪组织能够调节性激素及糖皮质激素的代谢,其中胶原细胞参与了类固醇激素的转换。比如把雄烯二酮转变为睾酮、雌酮转变为雌二醇、雄激素转变为雌激素等(雌激素除了在卵巢和肾上腺产生外,脂肪细胞也是重要的产生场所,被称为制造雌激素的"大工厂")。

　　局部性激素的含量是决定脂肪分布的重要因素。雌激素可以刺激乳腺及皮下组织的脂肪生成,雄激素能促进中心性肥胖的形成(图 15)。而中心性肥胖与胰岛素抵抗、2 型糖尿病、脂代谢紊乱、高血压、冠心病密切相关。所以在女性,足够的脂肪组织是保持女性特征、维持女性生理周期的必要条件,而男性如果脂肪组织过度沉积,就会丧失男性的功能与特性。因此,脂肪组织不是人体可有可无的,它有着其他组织不可替代的作用。

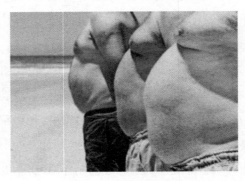

图 15　男性过度肥胖会导致体内雌激素过多

什么是脂肪细胞因子？它们有哪些作用

脂肪细胞因子是一类由脂肪细胞分泌到外周循环的细胞因子,比如瘦素、脂联素和抵抗素等(图16)。脂肪组织除了其主要

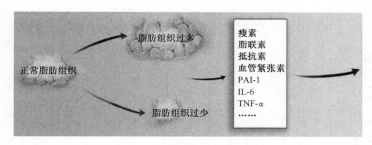

图 16　脂肪组织示意图

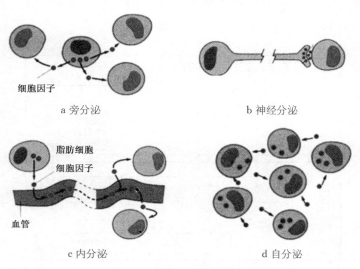

图 17　细胞因子的作用方式

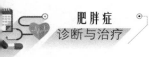

的产生的代谢产物——甘油和游离脂肪酸之外,能产生并释放相当一部分特殊的细胞因子。

有些细胞因子只对附近细胞起作用,这种效应被称为"旁分泌"作用,而通过内分泌途径,细胞因子可以通过血流到达较远的组织和器官,对全身起作用。这些细胞因子可能会影响机体的胰岛素敏感性、血糖稳定程度和心血管功能等(图17)。

什么是瘦素

瘦素是肥胖基因的编码产物,是一种人体内调节多种内分泌的重要的生理调节因子。瘦素是由白色脂肪组织分泌的蛋白质,主要的产生部位是皮下脂肪。瘦素分泌后进入血循环,调节机体热量代谢(图18)。

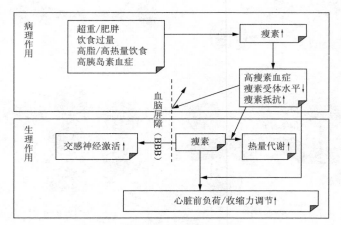

图 18　瘦素的作用

下丘脑-垂体-肾上腺轴在调节机体内分泌方面有着非常重要的作用。瘦素是一种饱食因子，参与了热量平衡的调节。通过影响丘脑-垂体-肾上腺轴，调节许多激素的形成，并对胰岛素、类固醇激素的分泌也有调节作用。它还能够激活交感神经系统，参与血压调节及机体内环境稳定，影响血管、大脑及骨的形成。瘦素能降低人类进食量，减低体重。瘦素也有防止甘油三酯沉积在脂肪组织、骨骼肌、肝脏中的作用，并且能增强胰岛素敏感性，降低糖尿病的发生率。

体重指数(BMI)是用体重数(kg)除以身高数平方(m^2)得出的数字，是目前国际上常用的衡量人体胖瘦程度以及是否健康的一个标准。当我们需要比较及分析不同身高的人群中，体重对于他们健康的影响时，BMI值是一个中立而可靠的指标。

血浆瘦素水平和体重指数、体内脂肪总量同步升高。所以肥胖个体中瘦素水平高于消瘦个体。但肥胖患者常常不会出现预期的血浆高瘦素水平，提示肥胖可能会削弱瘦素的作用。如果给予肥胖患者瘦素治疗，可以减低食欲，清除肝脏和骨骼肌中沉积的甘油三酯。瘦素和脂联素都有增加胰岛素敏感作用，降低"脂毒性"对机体的危害。

当出于某种原因人体不能利用瘦素时，会导致食欲增加、早发性肥胖和2型糖尿病，及其并发的胰岛素抵抗。

在先天性瘦素缺乏的患者中可以出现严重肥胖，这证明了瘦素在人体内是能量平衡的一种重要调节剂。此外，这些患者用外源性瘦素治疗，可以治疗肥胖，解决与肥胖相关的糖尿病和性腺功能降低。但在很多后天肥胖患者中，因为体内瘦素水平有相应的升高，这些患者对于外源性瘦素替代治疗不敏感。

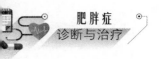
人体内的瘦素水平与心血管疾病风险相关。腹部脂肪表达并分泌高水平的瘦素,可刺激交感神经系统,从而增加心率、增加外周阻力和升高血压。瘦素也参与了肥胖对左心室心肌及睡眠呼吸暂停的不利影响,其中睡眠呼吸暂停也同样与高血压、心血管疾病及死亡相关。但生理水平的瘦素是直接的内皮细胞依赖的血管舒张剂,对人体没有不利影响。有研究提示,肥胖患者的瘦素抵抗,减弱了瘦素本身潜在降压作用,并可能增加外周阻力。

瘦素也具有抑制肝糖产生,减低肝胰岛素抵抗的作用。

当感染和炎症发生时,血浆瘦素浓度急剧升高。在类风湿关节炎及骨关节炎中,瘦素主要由关节部位的软骨细胞产生,它与其他促炎因子协同作用,对关节软骨造成严重破坏。目前对于瘦素的具体促炎机制尚不清楚,但瘦素的确可以促进炎症反应的发生。

除了上述作用外,瘦素还有调控性发育与生殖的作用。瘦素高峰的出现预告着青春期即将来临,也是月经初潮及月经周期建立的重要前提。

所以瘦素被认为是调节人类生长发育、代谢、热量平衡的一种很重要的内分泌代谢因子,目前在临床得到了广泛的研究,并一度被认为是减轻体重的重要药物靶点之一。

什么是抵抗素

抵抗素是一种由白色脂肪组织分泌的影响糖代谢、对抗胰岛素的激素。所以,抵抗素被认为是联系肥胖与糖尿病的一种激素。

抵抗素可作用于脂肪、骨骼肌和肝细胞,减弱这些细胞对胰岛素的敏感性;许多研究证明,不同人群中抵抗素的浓度存在显著的差别,糖尿病患者群中抵抗素水平最高。抵抗素对动脉粥样硬化斑块形成也有作用。抵抗素的形成和分泌可以被抗糖尿病药物噻唑烷二酮类(thiazolidinediones,TZDs)显著抑制,这也解释了TZDs类药物治疗糖尿病的原理。肥胖个体中脂肪组织分泌抵抗素增高也是肥胖导致胰岛素抵抗和2型糖尿病的发病机制之一。

什么是肿瘤坏死因子 α

肿瘤坏死因子 α(tumor necrosis factor α,TNF-α)是一种多效应的细胞因子,主要来源于白细胞,也可以由脂肪细胞分泌(图 19)。

图 19　TNF-α 的三维结构示意图

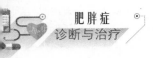
肥胖患者脂肪组织过度表达 TNF-α,其与肥胖相关的胰岛素抵抗和炎症的发生相关。TNF-α 可促进胰岛素抵抗,介导游离脂肪酸的升高。TNF-α 也可以通过促进脂肪动员,使脂肪组织储存脂肪酸减少,使游离脂肪酸升高。而游离脂肪酸的升高可以增加 TNF-α 的表达,形成恶性循环,最终导致脂肪在肝脏中沉积。

临床研究发现,几乎所有的非酒精性脂肪肝患者均存在胰岛素抵抗,而 TNF-α 也参与其中。肥胖患者机体过度地表达 TNF-α,并与胰岛素抵抗的程度呈正相关。TNF-α 也可刺激其他升糖激素如胰高血糖素、糖皮质激素、儿茶酚胺、生长激素的分泌,最终影响机体的血糖代谢。另外,肥胖患者体内过高浓度的 TNF-α 可能会导致心血管事件的发生率和病死率上升。另外肥胖患者体内血浆高 TNF-α 浓度与胰岛素抵抗、内皮细胞功能受损、高 C 反应蛋白浓度相关,这些都可以导致血管壁慢性炎症,促进动脉粥样硬化斑块的形成。

什么是 C 反应蛋白

C 反应蛋白(c-reaction protein, CRP)是机体受到各种损伤或炎性刺激后肝脏产生的一种急性时相蛋白(图 20)。肝脏是 CRP 合成的主要来源,而脂肪组织是 CRP 的潜在来源。脂肪组织并不产生 CRP,但由脂肪细胞所分泌的 TNF-α、白细胞介素 6(interleukin-6, IL-6)可以刺激肝脏合成 CRP。CRP 不仅是预测心血管疾病的标志物,而且是预测 2 型糖尿病的独立危险因子。

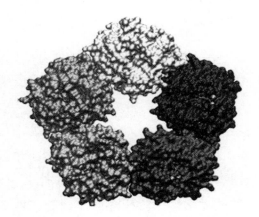

图 20 CRP 的三维结构示意图

研究发现,CRP 是独立预测糖尿病的重要细胞因子,血清 CRP 水平与糖尿病病程、空腹血糖水平、胰岛素抵抗呈正相关。在已确诊糖尿病的患者中,CRP 水平明显升高,且 CRP 水平与糖耐量受损的程度呈正相关,在给予降糖治疗后,CRP 水平下降,值得注意的是 2 型糖尿病患者血清 CRP 水平虽显著升高但仍然低于急性炎症状态下的水平。

CRP 还能减少一氧化氮的产生,而一氧化氮是一种舒血管因子。CRP 能通过调节内皮功能直接参与动脉粥样硬化的过程,大规模临床实验研究表明血浆 CRP 水平升高是心血管事件的独立预测指标之一。

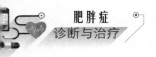

什么是内脏脂肪素

内脏脂肪素是一种脂肪细胞因子,其具有很好的类胰岛素活性,能够降低血糖,因其主要在内脏脂肪而非皮下脂肪表达,故命名为内脏脂肪素。

内脏脂肪素主要在人腹部内脏脂肪中表达,随着肥胖的发生,内脏脂肪素血浆浓度升高。所以血浆内脏脂肪素浓度与人内脏脂肪的数量有很强的相关性,但与皮下脂肪关系不大。内脏脂肪素具有类胰岛素样作用和降低血糖的生理功能,但与胰岛素不同的是,血浆内脏脂肪素水平在空腹及餐后无明显变化,因此,生理状况下内脏脂肪素在降血糖方面所起的作用并不大。

临床研究发现,2型糖尿病患者血浆内脏脂肪素水平有所升高,而且是2型糖尿病独立的相关因子,提示内脏脂肪素可能在2型糖尿病的发病机制中发挥作用。

什么是血管紧张素原

血管紧张素原是由脂肪细胞分泌产生,是促动脉粥样硬化的主要血管收缩因子——血管紧张素(angiotensin, Ang)Ⅱ的前体。AngⅡ不仅能收缩血管,还促使一氧化氮(NO)形成游离氧自由基,从而减少 NO 的利用度,导致不可逆的血管损伤。肥胖症患者脂肪组织分泌的血管紧张素原增加,与血管硬化及高血压并发症有关。

脂肪组织分泌的细胞因子还有很多,这些细胞因子和生物活性物质不仅能够调控体内能量平衡,而且参与炎症、凝血、纤溶、胰岛素抵抗、糖尿病和动脉粥样硬化甚至一些癌症的发生。目前这个领域的研究进展迅速,新的因子和对已知因子功能的认识还在不断深入。可能还有更多未被发现的脂肪细胞衍生的介质与心血管疾病、胰岛素抵抗以及糖尿病有关,尚有待于更深入的研究。

血浆脂蛋白如何代谢？有什么作用

血浆所含脂类统称为血脂。它的组成复杂,包括:甘油三酯、磷脂、胆固醇以及游离脂肪酸等。血脂的来源有两种:一为外源性,从食物摄取的脂类经过消化吸收直接进入血液;二是内源性,由肝脏、脂肪细胞及其他组织合成后释放入血。血脂含量不如血糖恒定,受膳食、年龄、性别、职业及代谢多种因素的影响,波动范围较大。

血浆中的血脂是靠载脂蛋白(图 21、22)作为载体来运输的,我们把装载有甘油三酯和胆固醇的载脂蛋白称为脂蛋白,血浆脂蛋白主要由蛋白质、甘油三酯、磷脂、胆固醇及其酯组成(图 23)。

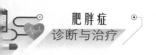

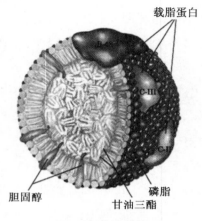

图 21　载脂蛋白

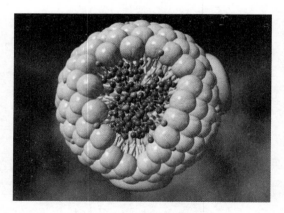

图 22　载脂蛋白结构图

　　根据超速离心法，可以将血浆中的脂蛋白根据大小和脂质含量的不同分为 4 类：乳糜微粒、极低密度脂蛋白（very low density lipoprotein，VLDL）、低密度脂蛋白（low density lipoprotein，LDL）和高密度脂蛋白（high density lipoprotein，HDL）。乳糜微粒颗

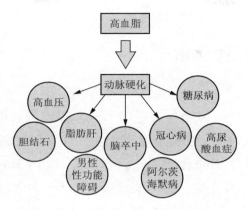

图 23　高血脂的危害

粒最大,含甘油三酯最多,达 80％～90％,蛋白质最少,约 1％,
故密度最小。VLDL 含甘油三酯亦多,达 50％～70％,但其蛋
白质含量(10％左右)高于乳糜微粒,故密度比乳糜微粒大。
LDL 含胆固醇及胆固醇酯最多,为 40％～50％,其蛋白质含量
为 20％～25％。HDL 含蛋白质量最多,约 50％,故密度最高,
颗粒最小。

　　乳糜微粒是运输外源性甘油三酯和胆固醇的主要形式,
VLDL 是运输内源性甘油三酯的主要形式。人血浆中 LDL 是
由 VLDL 转变而来的,它是转运肝合成的内源性胆固醇的主要
形式。HDL 主要由肝脏合成,小肠也可以合成部分,HDL 主要
功能是参与胆固醇的逆向转运,即将肝外组织细胞内的胆固醇,
通过血循环到肝,在肝转化为胆汁酸后排出体外。肝脏是机体
清除胆固醇的主要器官。

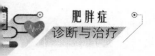

甘油三酯如何代谢

甘油三酯是机体储存能量的形式。机体摄入糖、脂肪等食物都可以合成甘油三酯在脂肪组织中储存,以供禁食、饥饿时的能量需要。肝脏、脂肪组织及小肠是合成甘油三酯的主要场所,以肝的合成能力最强。肝细胞能合成脂肪,但不能储存脂肪。甘油三酯在肝内质网合成后,与载脂蛋白等、磷脂、胆固醇结合生成极低密度脂蛋白(VLDL),由肝细胞分泌入血而运输至肝外组织。当肝细胞合成的甘油三酯因营养不良、中毒、必需脂肪酸缺乏、胆碱缺乏等原因不能形成 VLDL 分泌入血时,则聚集在肝细胞质中,形成脂肪肝。

什么是脂肪动员

脂肪组织可以利用食物脂肪而来的乳糜微粒或 VLDL 中的脂肪酸合成脂肪,更主要以葡萄糖为原料合成脂肪,而后大量储存,合成甘油三酯所需的甘油及脂肪酸主要由葡萄糖代谢提供。人及动物即使完全不摄取脂肪,也可以由糖类大量合成脂肪。食物脂肪消化后以乳糜微粒形式进入血液循环,运送至脂肪组织或肝,其脂肪酸也可以用来合成脂肪(图 24)。

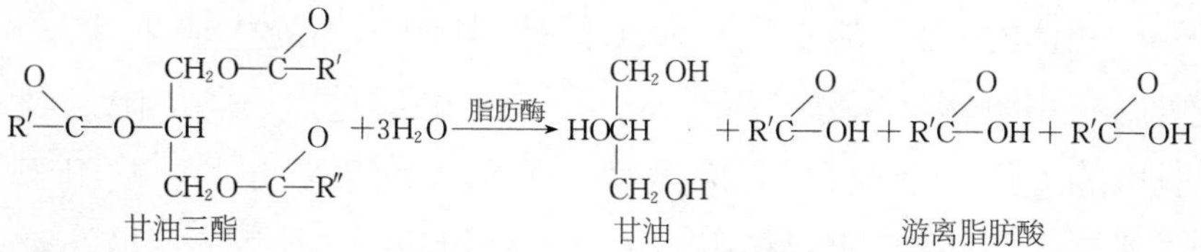

图 24　甘油三酯的水解方程式

　　储存在脂肪细胞中的甘油三酯,被脂肪酶逐步水解为游离脂肪酸及甘油并释放入血以供其他组织氧化利用,该过程称为脂肪动员。在脂肪动员中,脂肪细胞内激素敏感性甘油三酯脂肪酶(hormone sensitive lipase, HSL)起决定性作用,它是脂肪分解的限速酶。脂解作用使储存在脂肪细胞中的甘油三酯分解成游离脂肪酸及甘油,然后释放入血。游离脂肪酸结合在血浆白蛋白上,直接由血液运送至全身各组织,主要由心脏、肝脏、骨骼肌等摄取利用。

什么是酮体

　　我们经常听到糖尿病患者会出现酮症酸中毒,饥饿后也会产生酮体,有时甚至会威胁到患者的生命。酮体是人体在病理情况下的一种不正常的供能方式,会引起严重的后果,不仅对脏器和血管造成损害,并引起内环境的改变。因此,应尽量避免酮症酸中毒的发生和尽快纠正酮症酸中毒。

　　乙酰乙酸、β羟丁酸及丙酮三者统称酮体。酮体是肝分解氧化时特有的中间代谢物,是肝脏输出能源的一种形式。肝脏是

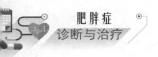

生成酮体的器官,却不能利用酮体;肝外组织不能生成酮体,却可以利用酮体。酮体可溶于水,分子小,能通过血—脑屏障以及肌肉的毛细血管壁,是肌肉尤其是脑组织的重要能源。脑组织不能氧化脂肪酸,却能利用酮体。长期饥饿、糖类供应不足的时候酮体可以替代葡萄糖成为脑组织及肌肉的主要热量来源。

正常情况下,血中仅含有少量酮体,为 0.03～0.5 mmol/L。在饥饿、高脂低糖膳食及糖尿病时,脂肪酸动员加强,酮体生成增加。尤其在未控制血糖的糖尿病患者,血液酮体的含量可以超出正常情况的数十倍,这时丙酮约占酮体总量的一半。酮体生成超过肝外组织利用的能力,引起血中酮体升高,可导致酮症酸中毒,并随尿排出,引起酮尿(图 25)。

$$CH_3-\overset{\displaystyle O}{\overset{\displaystyle \|}{C}}-CH_2-COO$$

乙酰乙酸

NADH+H$^+$

NAD$^+$ 还原 脱羧 CO_2

$$CH_3-\overset{\displaystyle OH}{\overset{\displaystyle |}{C}}H-CH_2-COO$$

β-羟丁酸

$$CH_3-\overset{\displaystyle O}{\overset{\displaystyle \|}{C}}-CH_3$$

丙酮

图 25　酮体的产生

胆固醇在体内如何分布

我们常说的高脂血症其实可以分为高甘油三酯血症和高胆

固醇血症,大多数情况下是两者均升高的混合性高脂血症。

　　胆固醇是最早由动物胆石中分离的具有羟基的固醇类化合物,故称为胆固醇。人体约含胆固醇 140 g,广泛分布于全身各组织中,大约 1/4 分布在脑和神经组织中,约占脑组织的 2%。肝、肾脏、肠等内脏及皮肤脂肪组织也含有较多的胆固醇,每 100 g 组织含有 200～500 mg,其中以肝脏最多。肾上腺、卵巢等合成类固醇激素的内分泌腺胆固醇含量也较高,达到 1%～5%。

　　除了成年动物脑组织和成熟红细胞外,几乎全身各组织都可以合成胆固醇,每天合成 1 g 左右。肝是合成胆固醇的主要场所,人体内胆固醇 78%～80% 由肝脏合成,10% 由小肠合成。胆固醇合成主要在细胞质以及内质网中进行。

高胆固醇血症有什么危害

　　高胆固醇血症对人体有什么危害? 在讨论这个问题前,我们要了解一下低密度脂蛋白和高密度脂蛋白(图 26)。

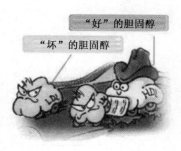

图 26　胆固醇

　　低密度脂蛋白(LDL)主要携带胆固醇,可用来合成细胞膜和固醇类激素。低密度脂蛋白胆固醇(low density lipoprotein cholesterin, LDL-C)也被称为“坏胆固醇”,因为低密度脂蛋白是主要的导致动脉粥样硬化的微粒(图 27)。

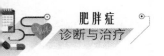

氧化的或被化学修饰的 LDL-C 不能被组织利用和被肝脏清除，就会沉积到动脉管壁上形成斑块，引起动脉粥样硬化。健康人血液循环中 2/3 的 LDL 微粒被肝脏的 LDL 受体清除，如长期摄入高脂肪和高胆固醇的食物就会抑制 LDL 受体的活性，而使 LDL-C 水平升高。

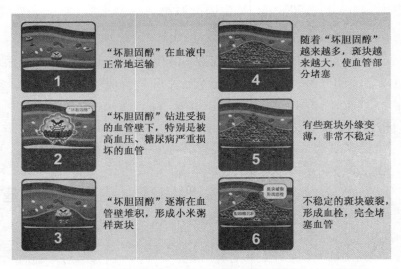

图 27 "坏胆固醇"LDL-C 导致动脉粥样硬化的过程

大量的动物和人类试验研究资料均显示，LDL-C 的升高可引起冠状动脉粥样硬化，导致冠心病的发生，降低 LDL-C 可降低冠心病的危险。血中总胆固醇的水平一般可反映 LDL-C 的水平。临床试验结果显示总胆固醇每减少 1％，可减少 2％～3％的冠心病事件。

高密度脂蛋白(high density lipoprotein cholesterin, HDL-C) 主要由小肠和肝脏分泌，含有较少的胆固醇。刚分泌出的高密度脂蛋白前体摄取更新的细胞膜上的未酯化的胆固醇,将胆固醇酯化而成为成熟的高密度脂蛋白。高密度脂蛋白可将周围组织的胆固醇转送到肝脏而排除,从而使胆固醇不能沉积到动脉管壁上形成斑块,起到了保护心血管的作用。因此称高密度脂蛋白胆固醇(HDL-C)为"好胆固醇"。体内高密度脂蛋白胆固醇水平越高,则预示身体清除胆固醇的能力越强,患心血管疾病的危险性越小。

胆固醇是人体必需物质,如激素分泌、细胞壁合成的过程都需要胆固醇。我们不需要"谈胆固醇色变",但是需要了解不同胆固醇有不同作用。合理运动,合理膳食,降低体内 LDL-C,提高 HDL-C 是控制血脂的要点。

炎症和肥胖的关系

我们所指的炎症不是由于病原微生物如细菌和病毒等导致的感染性炎症,而是由于体内内分泌代谢异常导致的炎症因子增多所致的一种慢性炎症状态,而肥胖等代谢性异常多被认为是一种慢性低度炎症,与糖尿病、动脉粥样硬化、血栓形成、高胰岛素血症、心血管疾病、脑卒中(中风)等密切相关。肥胖相关性炎症的发生与血清中炎症因子,包括脂肪因子的分泌异常密切相关。

研究发现,肥胖小鼠的脂肪组织中存在局部缺氧和巨噬细胞浸润增加,并且与炎症因子的升密切相关。肥胖常伴随炎症性免疫蛋白因子的增加,以及具有抗感染、改善胰岛素抵抗作用

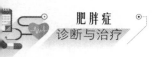
的生物因子降低,导致胰岛素抵抗和肥胖脂肪组织的巨噬细胞浸润。巨噬细胞和脂肪组织相互作用,导致脂肪功能障碍。代谢综合征的发生、发展和慢性炎症机制密切相关。已有报道用抗血管内皮生长因子抗体可以抑制脂肪组织炎症,改善全身代谢情况及抗感染。而在人类研究发现,肥胖患者较之正常人,具有更多的炎症因子分泌和作用异常,而这种炎症因子分泌异常与中枢组织也明显相关。周围组织包括脂肪组织常常也存在着脂肪因子等的分泌异常,这已是肥胖治疗中的难点之一。如果不控制这种慢性低度炎症,就很难从根本上纠正肥胖和代谢异常,恢复中枢的正常调控。

肥胖的原因有哪些

导致肥胖的因素有:①遗传与环境因素;②物质代谢与内分泌功能的改变;③脂肪细胞数目的增多与肥大;④神经精神因素;⑤生活及饮食习惯;⑥药物性肥胖;⑦其他原因,如先天遗传性疾病、外伤、理化因素等,简单来讲分为病理性因素和生理性因素。

糖类为什么会导致肥胖

吃油太多会引起肥胖,但我们进食的糖类,也就是我们常说的碳水化合物,不含脂肪为什么也会导致肥胖呢?

这是因为过量摄入的碳水化合物在体内很容易会转化为脂肪而储存起来。进食后,糖类吸收入肝脏可以合成糖原而储存在体内,但糖原量受到限制,相当量的糖在肝细胞内分解代谢产生脂肪酸,而脂肪酸是合成甘油三酯的主要原料,因此大量的碳水化合物被合成脂肪。肝脏合成脂肪的能力是脂肪组织合成能力的8～9倍,因此肝脏是碳水化合物在体内合成脂肪的主要器官。如果进食过多,摄取的多余热量就会在肝中被转化为脂肪酸,这些过量的脂肪酸可以被转运到脂肪组织中储存起来。所以如长期进食糖类太多,会导致肥胖(图28)。

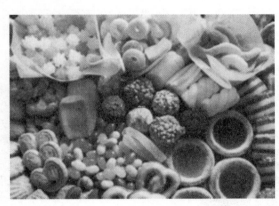

图28　糖

女性发胖的真正原因在哪里

(1) 青春期:女性进入青春期,卵巢和肾上腺皮质开始功能性变化,并产生雌多雄少两种激素,接着卵巢排卵又自然会合成孕激素,从而引发女性外在的形体变化,如增高迅速、乳房发育、体内脂肪增多、身体逐渐丰满,呈现明显的第二性征,脂肪分布以皮下脂肪和下肢脂肪为主。

上述这一系列变化都是正常的,也是自然发育所不能跨越的现象。而尤为引人注目的是青春期肥胖对于性成熟、月经来潮并形成规律起着至关重要的作用,也无须多虑,徒增烦恼。

事实上,许多女性一见长胖便终日担心这种青春期的肥胖会到一发不可收拾的地步,所以就一味苦苦地节食,久而久之造成了心理性厌食,营养严重缺乏。这无论如何对青春期的正常发育乃至成年以后的生儿育女都是有百害而无一利的。

专家建议:要想青春期得到健康正常的发育,必须依赖于合理适时的饮食,但贪食、爱吃零食和甜食应该避免。多注意体育锻炼和体力劳动,青春期的肥胖是可以顺利度过的。除非个别特别肥胖除外,无须大惊小怪去盲目减肥。

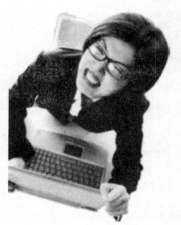

图29 面对工作压力的女性

(2)职场女性:根据美国一个职业网站针对上班族所做的调查发现,在职场工作常常导致肥胖,特别是工作越努力的人,越容易发胖(图29)。主要原因是忙工作,就没有时间运动,而且73%的工作场所,没有附设健身设施。

在工作场所仰赖电子邮件及网络和同事沟通,而懒得走到其他同事的办公室讨论公事,是发胖的原因。另外,时常在外头吃午饭,更是发胖的主要原因。

专家建议:员工应该利用中午休息时间,到健身房运动,或是简单吃个自备健康午餐,然后外出散步,都对身体有益,并能够控制体重。

调查也发现,当员工面对压力时,也时常以零食来解决,但零食却是增肥的最大杀手。专家建议最好在上班时,放一瓶水在桌上,随时取来喝,取代吃零食的坏习惯,是控制体重的好方法。

(3) 生育期及更年期女性:有调查显示:30%～40%的女性在做了人工流产后体重平均增加了 5～7 kg。这种肥胖同正常的产后肥胖一样,在体内激素水平恢复正常之后,多余的脂肪会自然消减,无须特殊减肥。一般而言,人工流产后体重增加有以下 3 个方面的原因:①人工流产突然中断了正常的妊娠,原来维持胎儿正常发育所需的内分泌平衡被彻底打乱,引发肥胖。②人工流产后引起丘脑下部功能失衡,直接波及脂肪代谢,使皮下脂肪出现短时期的周转不灵,造成"积压"。③丘脑功能的新变化,还会干扰体内性激素的平衡,尤其是对性激素的影响最明显,从而表现为肥肉增多。

对于人工流产后的发福,只要适当加以锻炼,并配以合理的正常饮食,自然会很快平息这一特殊阶段的发胖。

正常分娩后的女性也会出现体重的增加,多因怀孕期间过度补充营养与运动减少(图30),而分娩后又因哺乳等难以短期控制饮食和恢复正常运动,并且将大部分精力和时间放在了抚养孩子身上,时间久了对自己的体型也会顺其自然,丧失减重的动力。所以,对于年轻的妈妈来讲,要在产后积极调整自己的生活方式,尽

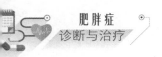

快恢复正常的饮食习惯,多做一些运动,不能完全顺其自然。但有些妊娠与分娩后女性体重增加与内分泌改变和其他伴发问题有关,如妊娠与产后的自身免疫性甲状腺炎,常伴有体重增加和情绪改变,有时严重的抑郁还会酿成悲剧,应及时到医院就诊。

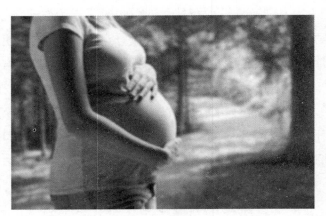

图30　孕妇

更年期和绝经后女性容易发胖是因为以往周期性的排卵功能已告结束,卵巢内的雌激素以及黄体酮的分泌都会出现下降。研究表明,绝经期间,女性的体重常常会出现明显的增长。这是由于绝经后女性激素的改变,导致代谢速度降低,脂肪的分解减少、储存增加,水钠潴留增加。

为什么人到中年容易发胖

人在 30～35 岁,各个器官的功能开始下降,如心脏的功能、呼吸系统的功能,而且相应器官的代谢也自然下降,热量消耗也会随之减少,由此积攒下来的脂肪会非常准确地住进腹、臀和大腿等处。当人到中年时,由于心理和现实的原因,脑力、体力劳动,体育运动减少,热量消耗也随之减少,使额外的热量转化成脂肪。而且事业有成,家庭地位等都趋于稳定和平静,更有许多人知命后随遇而安,自然优哉游哉,心宽体胖。这些都是由于精神因素作用于神经,神经作用于内分泌所造成的。

什么是节俭基因?跟肥胖有什么关系

节俭基因(图31)是多年以来人们适应恶劣环境的产物。人类不断进化到现在,可以说我们都是优胜劣汰的幸存者,都有这种节俭基因。节俭基因的产生,是人类进化过程中的一件好事。在现代化的环境中,节俭基因则成为多余的基因,会构成对健康的威胁。

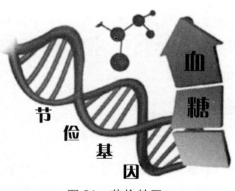

图31 节俭基因

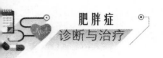
　　人类从猿到人经历了百万年的进化过程,追溯远古时期的人们过的是一种食不果腹、饥寒交迫的生活,为了适应这种环境,人们体内就逐渐产生了节俭基因,使得体内的代谢机制能够充分有效地利用有限的食物,尽量积攒能量,以备饥荒时期的生理需求。饥荒来临时,具有这种基因就可能躲过一劫,避免被饿死,而缺少节俭基因的人就难以适应严酷的自然环境惨遭淘汰。适者生存普遍存在,久而久之,人们就大都具有了这种基因。节俭基因并不是一成不变的,生活模式改变后,没有饥荒困扰的人类,经过若干代人,这种基因也会慢慢减少。

　　改革开放和工业化、现代化时代来临,物质奇迹般的一下子涌现出来,极大地丰富了人民的生活。人们忙于享受各色美食,每天从吃的糖类(碳水化合物)、蛋白质、脂肪获得的热量比以前多几倍到十几倍,但节俭基因照常在起作用,把消耗不掉的热量变成脂肪储藏起来,如果脂肪仅仅储藏在腹部变成大肚腩还不要命,偏偏某些脂肪会在血管里、细胞(如肝脏细胞)中储藏,造成血管堵塞、器官功能障碍。节俭基因不仅让你肥胖,而且糖尿病、高血压也随之而来。也许再经过若干代自然选择,人类的"节俭基因"逐渐减少,代之以"消费基因",那时人们尽管大吃大喝也没有肥胖之忧了。

肥胖有哪些先兆

　　现代社会的审美潮流,尤其是在年轻人当中,大多是"以瘦为美"。在老百姓的眼中,"瘦"更能显得人精神,或多或少也更意味着健康与长寿。从医学上讲,科学提倡的是"不胖不瘦最健康"。

随着中国经济的发展,人民生活水平的提高,饮食结构的调整,尤其是在发达地区,营养过剩的现象在百姓生活中相当普遍。需要增肥的人远远不及需要减肥的人的数量,肥胖人群占的比重也是越来越多了。

试过减肥的人们应该知道,无论你用科学的方法或是一些极端的偏方,减肥都不是一件容易且舒坦的事情。体重增加的不知不觉,减下去却真有点"活受罪"的味道,于是在减肥的过程中真正能坚持达到目标的人不多。事实上,发胖前人体是有一些反常的现象和先兆的,只要大家掌握它们,在生活中细心观察,尽早采取措施,防患于未然,就能提前预防,有效地控制体重增长,保持健康的好身材。

但要注意的是某些病理性改变和内分泌疾病如糖尿病、甲状腺功能亢进症、尿崩症、高脂血症等也可能存在如下表现,请尽早就医,不要将它简单地理解成要发胖了,它们比单纯发胖对健康的危害要大得多。

那么,发胖前到底有哪些先兆呢?

先兆一:爱吃爱喝

与以前相比,胃口变得越来越好,食量逐渐增大,总有吃不饱的感觉,爱吃爱喝,特别容易饿,嘴巴闲不住。尤其喜欢荤腥和油腻食物,好吃零食,喜欢喝水和喝饮料。其实这也是长期的不良饮食习惯所致,人的胃容积会在不断地培养下增大,如果不能满足,就会有饿的感觉,形成了不良循环。但也要注意排除糖尿病、甲状腺功能亢进症等疾病,同时近期没有高强度的体力活动,有时高胰岛素血症和胰岛细胞瘤也会引起这种情况。

先兆二:贪睡赖床(图32)

睡眠特别香,已经睡了足够甚至过多的时间还想睡,不想起床。经常哈欠连天,没精神,得空儿就想眯一会儿,这也是多吃少动的后果,吃得太饱就容易困,睡得太多就容易胖,胖了就不愿动。但也要排除过于疲劳及某些特殊原因。

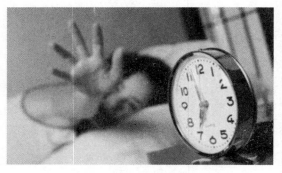

图32 贪睡赖床

先兆三:变懒倦怠(图33)

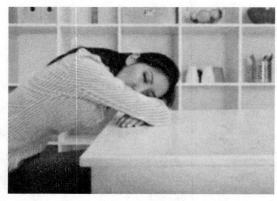

图33 倍感疲劳

一向比较勤快的人突然变懒了，什么都不想管不想做，遇事无精打采，或者心有余而力不足的感觉。不想出门，站不久，就想坐着或者干脆躺着。假若不存在什么病痛，很有可能是发胖的预兆，往往是由于生活目标的缺乏和生活环境的改变，如学习上挫折，工作上退休改变了生活方式，慢慢就形成了一种习惯。

先兆四：备感疲劳

与以前相比，干同样的活儿却倍感疲劳，多活动几下就气喘吁吁、汗流满面、乏力，整个人都感觉特累，尽管仔细想想并没做什么，但是由于体内的内分泌或血脂等随着饮食与运动的改变而发生改变。这不是生病就有可能是肥胖悄悄向你走来。

先兆五：怕动喜静(图34)

如果你平常比较喜欢运动，慢慢地却变得不想活动，甚至感到参加运动是一种负担，对运动也提不起兴趣，比较偏爱于安静的待着，这也可能是发胖的信号。

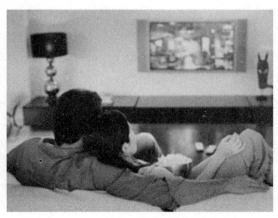

图34　怕动喜静

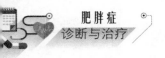

　　了解了发胖的信号和先兆,我们就可以提前准备好去应对它。养成良好的生活习惯,及时地控制饮食,按时睡觉按时起床,主动约朋友一起运动,出门踏青,暗示自己精力充沛,努力工作。通常如此坚持一段时间,短则一天,长则三日,肥胖的先兆就会消失。你可以继续保持自己苗条的身材和持续的健康,而不用遭遇减肥所带来的困扰。

　　另外,还有一些比较特殊的先兆,主要针对女性和儿童。

　　(1)美国医学研究发现,月经初潮较早者更要注意日后发胖。那么几岁算早呢? 一般是指11岁以前的女性,而14岁左右的算是较迟的。他们调查了17 000多名女性,其结果表明,初潮较早的女性与初潮较晚的女性相比,其体重平均要多5～16 kg。

　　(2)目前许多学者强调从婴儿开始就要注意防止肥胖,因为研究发现,如果从胎儿8个月大到出生后1岁半营养过剩,以后成为小胖子的可能性也就较大。所以,婴儿切不可喂的过胖,科学提倡母乳喂养。

　　(3)其实儿童10岁以内都要十分注意控制体重,观察表明,如果这个时期超重,到了成年后也常常是超重的。这就提醒各位父母,为孩子合理搭配饮食,有空多陪他们跑跑动动,给孩子的将来打下一个健康的基础。

　　(4)另外,有些看起来不起眼或影响不大的身体改变也应引起人们的注意,如没有理由的停经,月经不规则,皮肤色泽、弹性发生改变(如颈后发黑、腹部紫纹和弹力纹),无原因的时有时无的眼睑和下肢水肿、心情不畅等都是引起肥胖的先兆和体征。

人生中哪些时段容易发胖

　　防治肥胖是贯穿一生的事情,在特定的时间段做好防治工作往往可以对战胜肥胖起到事半功倍的效果。人生当中共有 4 个时间段需要大家密切注意体重变化。

　　(1) 胎儿到 5 岁。这个时期是人生中生长最旺盛的时期,如果此时孕妇或幼儿营养过剩,就会为以后的肥胖留下隐患。特别是胎儿第 30 周开始到出生 1 年内是脂肪细胞最活跃的增殖期,因增多的脂肪细胞数将保留终身而不会减少。在以后的岁月里,一旦体内热量积存过多,这些脂肪细胞就会很快增大导致肥胖。研究表明:5 岁的儿童如果肥胖,得心脏病的风险系数就会增加。所以"婴儿越胖越好"是不科学的,不胖不瘦才健康。

　　(2) 青春期。女孩 12～19 岁,男孩 13～20 岁就会进入青春期,身体会发生惊人的变化,内脏器官基本成熟,这一时期正常发育情况下,平均每年可以增重约 5 kg,但这个时期也最容易发生肥胖。据报道:10～13 岁儿童体重超重者到 31 岁,88％的女性和 86％的男性会继续超重。青春期肥胖者,成年后超过 50％会因肥胖导致的各种疾病死亡。

　　(3) 50～65 岁中老年。在这个时期,体力活动较少,如果仍继续保持青年期旺盛的食欲,势必导致多余热量转化为脂肪沉积体内。一些特定职业者如运动员、飞行员、体力劳动者一旦到中老年离开工作岗位后,运动量减少而食量不减,则很快就会

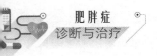

肥胖。

(4) 健康恢复期。病后恢复期或输血后休息期,或原来运动量较大而后来突然运动量减少的人,都很容易出现肥胖。

腹型肥胖有种族差异吗

我们在评判身体是否肥胖时,都会用一个指数来衡量,即体重指数(BMI),BMI＝体重(kg)/身高^2(m^2)。但是现在,BMI 指数受到了越来越多的质疑,世界卫生组织目前正在对一项新的研究报告进行评估。这份报告认为,对亚洲人来说,体型可能要比肥胖本身更能揭示出身体的健康状况。

美国宾夕法尼亚大学的专家组指出,对于亚洲人来说,国际通用的 BMI 指数应该重新界定。世界卫生组织已经召集了工作组,对此进行进一步的分析和研究。专家们认为,尽管亚洲人的 BMI 指数相对较低,但身体脂肪含量比欧美人高,且大多囤积于腰部,因此,亚洲人腹型肥胖(俗称"将军肚")的比例比欧美人高,与其他种族相比,患 2 型糖尿病、心血管疾病,或因肥胖而死亡的可能性也相对较高。

这听起来很令人吃惊,因为通常的看法是,亚洲人比欧美人瘦弱得多,因此亚洲人似乎应属于较为安全的人群。但事实却恰恰相反。实际上,"将军肚"正是亚洲人,特别是中国人肥胖最显著的特点和潜在危险。

如何看待肥胖的遗传因素

　　人们都有这方面的经验,即同样的生活环境和饮食习惯,有的人会瘦,有的人会胖,这就是遗传因素在起作用,即基因的改变和不同,因此,如果要想从根本上杜绝肥胖,就要从遗传入手,这也是肥胖工作者的努力方向和研究重心。作为一种多基因的遗传形式,肥胖表现出十分复杂的遗传现象。体重指数(BMI)、皮褶厚度、局部脂肪分布、热量摄入代谢率和热量消耗、休息时的代谢率、体力劳动等均受遗传因素的影响。有人根据基因的不同影响把肥胖分成 4 种不同的类型,Ⅰ型:全身脂肪均匀性增加;Ⅱ型:四肢及腹部脂肪的过多堆积;Ⅲ型:腹腔内脂肪过多;Ⅳ型:臀部及大腿处脂肪堆积。这些遗传因素的影响来自多基因作用的结果,但也与主基因的作用有关。已发现了 10 多个与肥胖症相关的基因,如瘦素基因、瘦素受体基因、神经肽 Y 基因、β_3 受体基因、解偶联蛋白基因、抵抗素基因和促食欲素基因等。目前正在对这些基因的功能及其致病机制加以深入研究,以便早日寻找到根治肥胖症的有效方法。

　　令人欣喜的是,即使与基因有关,生活方式的改变也可以在很大程度上预防肥胖的发生,美国糖尿病预防大型的临床研究发现,在肥胖人群中改变生活方式比药物预防的效果要好,而且越有肥胖遗传基因的人群预防效果越好。

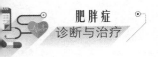

情绪性进食是指什么

科学家们推测说那些不会调解自身压力的人，更有可能暴饮暴食以求发泄，也更有可能发胖。撇开暴饮暴食的原因不说，只要你每次都能及时地认识到自己正在吃东西发泄，并且找到一个好方法阻止自己继续进食，你就可以和食物建立一个友好的不发胖关系。

很多关于情绪性进食的研究都把重点放在了如何调节压力。发表在美国饮食减肥协会月刊上的一个研究发现，有情绪性进食习惯的人，发胖的概率比非情绪性进食的人高出 13 倍。因此研究者认为是不懂调节压力让他们胖了。

但事实上并不是所有情绪性进食的人都面临了比别人更大的痛苦，他们只是习惯性地把困难放大。不少科学家认为，压力有时候不是来自外在环境，而是来自个人性格。同一件事，完美主义者可能会比一般的人感到有压力，他们对自己如何获得别人的认可，如何把事情做好的要求近乎苛刻。

还有科学家认为，情绪性进食的主要原因不是压力，而是因为刻意节食减肥造成的饥饿感、不满足感。长期过度节食的人，一直都处于一种压抑的状态，当某一天，这种压抑状态爆发时，人们往往就会暴饮暴食以获得短期的解脱，完全顾不上体重问题了。

避免或者结束情绪性进食，需要有良好的心态，科学合理的饮食结构,以满足自身的基本能量和营养需求。而调整好心态,不同的人适应不同的方法,比如说买一些励志的书籍来学习,或者调节心理压力的相关书籍来看一看,或者找一个专业的心理医生辅导。

当然,减肥和维持体重的成败不仅仅与心理调节有关系,还与生活习惯有关系。为了减肥,你需要经常运动,有规律饮食,包括健康地吃早餐。

为什么亚洲人爱长"将军肚"

基因和饮食习惯使亚洲人容易长"将军肚"。我们的祖先和欧美人的祖先是不相同的,欧美人的祖先是猎人出身,他们主要的饮食是以肉类为主,即蛋白和脂肪含量高,因此他们天生的消化功能和代谢功能比亚洲人要强,而亚洲人主要以农牧为主,农民出身较多,我们的饮食以碳水化合物居多,所以易于吸收并很容易转化为脂肪并加以储存。另一个特点是,欧美人比较注意热量的摄入量,而中国人更注重食物的色香味,这使得我们经常会在面对美味菜肴之时禁不住食物的诱惑而不经意间摄入过多的热量。此外,欧美人倾向于通过运动来燃烧多余的脂肪。对比纽约和北京,在室内室外锻炼的纽约人在人数和比例上都要比北京人多。中国人对锻炼身体依然重视不够,不仅成年人长"将军肚",如今,在青少年中也可以越来越多地看到这种体型。

体重的增加是因为每日摄入的热量高于人体的消耗量。我

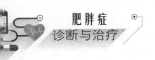

们应注意饮食健康和加强体育锻炼,每天多吃一些蔬菜和水果,坚持每天有固定的时间做 30 分钟以上的有氧运动,逐渐改变一些日常的不良生活习惯,达到使身体健康的目的。

家长应如何做才能防止儿童肥胖的发生

造成儿童肥胖的原因,除了遗传等因素外,还包括运动因素、心理因素和饮食因素等。其中,饮食因素是儿童肥胖的一个最重要的原因,过多的营养摄入,使得摄入速度远远大于自身能力范围之内的消耗速度,于是大量多余的营养成分被转化为脂肪,积存在体内,并不断增加,使体重远远大于正常水平。

节食的方法并不适合儿童减肥,这样会造成儿童的营养摄入不足,从而影响身体健康和精神状态,甚至阻碍发育。为孩子进行饮食调理是解决儿童肥胖问题的最主要途径。低热量、低脂肪、低糖、高蛋白质的饮食,能控制营养的摄入,并保证孩子的生长需要。

(1)让孩子养成细嚼慢咽的吃饭习惯,并多吃新鲜蔬菜和水果。

(2)制作食物时不要使用刺激性的调味品,煎、炒、炸等烹饪手法要尽量少用,应该以蒸、煮或凉拌为主。

(3)减少糕点、饼干等甜食的摄入,也要少吃面包或马铃薯等淀粉类食物,肥肉等脂肪性食物更要严格控制。

(4)适量增加豆制品、瘦肉等蛋白质含量丰富的饮食。

（5）不要长期吃大量的有减肥功能的食物。有减肥功能的食物有很多,黄瓜就是其中的一种。有些父母认为长期吃黄瓜对于减肥更有效,让孩子每天都吃大量的黄瓜,这是错误的。长期大量食用有减肥功能的食物,会使体内的营养损失增加,造成营养失衡,甚至导致孩子食欲下降、影响智力发育,这个结果得不偿失。

（6）不要让孩子只吃素。孩子体重超标,有些家长就极端地改变了孩子的饮食结构,让孩子吃素。事实上,素食主要以非肉类为主,富含丰富的营养元素和抗癌物质、纤维素含量丰富的蔬菜和水果还有助于加速体内毒素的排出,确实有着很好的减肥的效果。但是,蛋白质、铁、钙等物质却主要存在于被素食者舍弃的鱼、肉类中,这些物质的摄入缺乏,会造成孩子身体的营养失调,造成营养不良。

（7）培养定时定量进食的好习惯,父母在吃饭时也要注意不要狼吞虎咽,以免被孩子当成榜样进行学习。

（8）当孩子成功时或者犯错时,任何奖惩措施都不要和食物挂钩。肥胖给孩子带来的危害很多,由于肥胖造成了心肺负担加大,极易出现心跳加快和呼吸困难的症状,会使孩子厌恶运动,身体消耗能力更加降低,体重继续增加,形成恶性循环。此外,儿童期的肥胖症同样容易出现和成人肥胖一样的并发症,比如高血压、糖尿病等。除了身体上的影响外,在心理上的影响同样不可忽视,肥胖的儿童由于动作笨拙,容易受到他人的嘲笑,易产生自卑和逃避的心理,形成孤僻的性格。

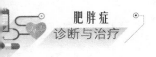

为什么压力过大也会导致肥胖

压力过大是否必然导致肥胖？尽管过去很多专家对这个问题见仁见智，但一项由伦敦大学医学院持续 19 年主持研究的课题研究发现人们的工作压力和肥胖的可能性是成正比的，此结果引起了一些高压工作下的人们的担心。

压力导致肥胖是有科学依据的。有研究表明，通过饮食可以来调节压力。科学家研究了食物对深受压力的大鼠的化学作用。他们让处于压力下的大鼠吃下高脂与高糖的食物，结果发现食物中的不明成分有抵消压力的作用。这类反应显然是好的，也能够用来解释为什么人们在巨大压力下对食物情有独钟。研究也表明，压力使身体负荷过度，就会持续刺激增加健康风险的不利因素，更容易沉溺于食物慰藉而不可自拔；而可以抵消压力因素作用的那些成分同时在腰部堆积，增加了肥胖的风险。

由此可见，有时人们把大量进食当成了一种宣泄压力的手段，从而可能导致肥胖的产生。

在压力下，有多种原因导致了人们对食物的欲望。第一是工作压力大，生活规律杂乱，吃饭时间非早即晚，暴饮暴食，容易发胖；第二是压力下容易失眠，长期如此，内分泌紊乱，也可以导致肥胖；第三是压力下对甜食情有独钟，而甜食高脂高糖，最容易形成脂肪；第四是压力下的脑力劳动者缺乏活动和锻炼，不利于脂肪的消耗；第五就是人们在压力下会寻求一种宣泄压力的方式,很多人不幸采取了吃东西这样的方式,甚至过多依赖食物而患上"贪吃症",这都容易导致肥胖。

如何正确缓解压力来避免肥胖呢

既然主要是因为把吃食物作为宣泄压力的手段才导致了肥胖,那么我们是不是可以寻求其他手段来避免肥胖呢?

面对压力,有些人选择了正确的发泄方式,比如制定了不错的减压规划来适度减压,或者跟朋友聊聊天等;有些人却采取了错误的宣泄方式。吃东西就是一种错误的减压方式,结果就是导致肥胖。当然这种错误的宣泄方式不是偶然条件下导致了肥胖,而是长期如此才造成的,因此必须寻求正确的宣泄压力的方式。

正确的宣泄方式必须坚持以下几个原则:第一是不伤害他人;第二是没有不良反应,选择的方式要避免对本身产生不良的影响;第三是要适度。在这样的原则下,可以选择多种化的途径来达到减压的目的,比如说发展个人的爱好、坚持进行简单的活动等。相信通过恰当的缓解压力的途径,就可能达到避免肥胖的目的了。

要注意从根本上解决问题,比如增加活动量、调整精神状态、注意饮食等;必要时可采用医学干预,请心理医生、营养师共同组成的专业团队制定减压、减重计划。源头问题有时可以通过中药调理获得良好的效果;如果肥胖的同时还有不同程度的抑郁症,也需要采取针对性的专业治疗。

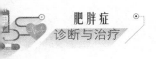

哪些不良饮食习惯会导致肥胖

尽管肥胖是多因素造成的,但对单纯性肥胖来说,饮食因素,尤其是不良的饮食习惯,是致肥胖的主要原因。

这主要有:

(1) 进食速度快。肥胖者大多食欲良好,吃东西很快,狼吞虎咽,食物未得到充分咀嚼就咽下,不能成为食糜而敷贴于胃壁,所以常常已经吃了不少东西仍感饥饿。同时,由于咀嚼时间过短,迷走神经仍在过度兴奋之中,从而引起食欲亢进。过快进食后血糖浓度升高,等到大脑食欲中枢输出停食信号时,往往已经吃了过多的食物。

(2) 零食不断。有些胖人,特别是儿童和年轻女性肥胖者,看起来正餐量不多,但零食不断,从而造成体内聚集的总热量大大超标。

(3) 吃糖过多。糖分不但容易吸收,而且能增强促进脂肪生成所需酶的活性,并能刺激具有促进脂肪合成作用的胰岛素的分泌,从而使脂肪蓄积。

(4) 偏食。偏食能导致营养摄取方面的不平衡,使一些营养元素缺乏。就目前所知,缺乏 B 族维生素便能导致肥胖。因为 B 族维生素能使脂肪变成能量,参与脂肪代谢的 B 族维生素主要有维生素 B_1、维生素 B_2、维生素 B_6 等。这些维生素主要存在于糙米、麦皮及许多新鲜蔬菜、水果中。

（5）不吃早餐。许多女性采取"饥饿减肥法"，企图通过少吃甚至不吃早餐的方法来达到减肥的目的，结果却事与愿违，甚至适得其反。因为不吃早餐会使午饭时的空腹感增强，从而促进食物的吸收，脂肪细胞也处于饥饿状态，更易于摄取和储存能量，当摄入丰盛的午餐后会很快被吸收，形成脂肪，久而久之导致肥胖。

（6）晚餐不当。很多人因为时间原因，习惯早餐、中餐吃得简单，晚上与家人和朋友聚餐，时间也充裕了，于是鸡、鱼、肉、蛋、菜摆满餐桌，而这样的安排并不科学。因为食物在体内消化后，一部分进入血液形成血脂，傍晚时血液中胰岛素的含量又上升到一天中的高峰，胰岛素可使血糖转化成脂肪凝结在血管壁和腹壁上，再加上晚饭后大部分时间用于聊天、看电视，很少出去运动，久而久之，人便肥胖起来。

为什么只吃蔬菜还会胖

有一些女性为了减肥，只吃蔬菜而拒绝吃肉，可没有想到这种减肥方法不仅无效，反而越来越肥胖，这是什么原因呢？

其实只吃蔬菜不吃肉食的话，会造成动物蛋白质摄入不足，即使补充了豆类等的植物蛋白，其吸收和利用都远不及动物蛋白。当完全素食者蛋白质摄入不足时，人体内的蛋白质、糖类（碳水化合物）、脂肪就会失衡，免疫力下降、记忆力下降、贫血、消化不良就会接踵而来。另外，维生素和烟酸也由于对脂溶性维生素的极少摄入和吸收而缺乏，腹泻说来就来了。此外，还会

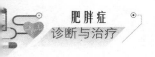
容易感觉迟钝、皮炎肆虐等。而且,蔬果、大豆、谷物中含有丰富的膳食纤维,它们一方面能促进肠胃消化,另一方面,由于膳食纤维有缓泻作用,起到了促进肠蠕动和减少了肠内容物通过肠道的时间,也就缩短了排便间隔时间,过多的膳食纤维就会加速胃肠道里的矿物质营养素的排出,造成体内的矿物质营养素未经吸收便已流失的不足。最重要的是,很多女性之所以光吃蔬菜是以为只要吃蔬菜就能减肥,其实吃蔬菜也有无法减肥的时候,那是因为蔬菜容易吸油,反而更容易摄入更多油脂,会越吃越胖。1 g 油中,大约有 37.6 J(9 cal)的热量;在 1 g 蛋白质中,大约有 16.7 J(4 cal)的热量;相比之下,1 g 米饭中,也就只有 16.7 J(4 cal)的热量。因此,只吃菜、不吃饭,会导致饮食中油多、蛋白质多,热量猛增,反而发胖,不利于减肥。

为什么天天运动还会胖

都知道运动减肥既健康又有效,但是大家知道不知道,如果不当的运动不但不能起到减肥的作用,反而还会让你越减肥越胖。所以提醒各位选择运动减肥方法的朋友们,千万注意以下几点。

(1)过度运动不减肥。

(2)强度大的运动不消耗脂肪。

(3)强度大的运动有时会增加脂肪储存。

运动能提高身体的基础代谢率,消耗热量,因此有助于减肥瘦身。研究人员把 72 名女性作为试验者,让她们进行跑走运动

30分钟,并在运动前后检测血液中肥胖基因的产物瘦身蛋白瘦素的浓度。结果发现,86%受试者的瘦身蛋白都显著上升。结果表明,强度大的运动基本上不消耗脂肪,尤其在无氧运动时,肌糖原无氧酵解过程中产生的代谢产物是乳酸,乳酸在有氧条件下在肝脏中大部分分解为二氧化碳和水;另一部分重新合成肝糖原,但也有少量乳酸通过代谢合成脂肪。这就是为什么强度大的运动不但起不到减肥的作用,有时反而会增加体内脂肪堆积的原因。因此,运动医学专家建议想瘦身减肥者,一般运动半小时到1小时,心跳达到每分钟130～175次,算是运动适度,这样可增加瘦身蛋白浓度。

如何从面部特征判断出肥胖的原因

类型一:皮肤干燥、面色发黄。

肥胖原因:甲状腺功能低下。

当甲状腺功能降低的时候,会使机体的代谢水平下降,无法分解脂肪和蛋白供能,糖的利用也明显下降,导致人体缺乏精力、肢体水肿、体重增加,皮肤和头发也随之失去了应有的健康。

类型二:皮肤容易长色斑和粉刺。

肥胖原因:pH不平衡。

这种类型的人一般比较爱吃甜食,或是口味偏重,这就造成了身体及血液的酸碱度(pH)略微偏酸。而酸性食物产生的毒素会导致皮肤毛孔堵塞、油脂不平衡,这就好像一栋大楼里面,如果水管中流动的水比较清澈,水管就不容易堵塞;相反,如果水比较浓稠、混浊,就特别容易堵塞了。相同原理,血液偏酸性的人,新陈代谢比较差,体内也容易堆积毒素,不易排除,故而皮肤容易长色斑和粉刺,肥胖也在所难免。

类型三:皮肤偏黄,耳朵发红。

肥胖原因:肝脏不堪重负。

人体的肝脏控制着超过1 500种新陈代谢反应,而这些反应对于燃烧脂肪、精力生产以及体重控制都至关重要。这个关键的器官肝脏还能分解掉那些溶解脂肪的毒素,并通过肾排出体外。一旦肝脏不堪重负,那么它处理这些毒素的速度就会放慢,不能帮助身体及时排出毒素,并可能导致体重的增加、精力不济、皮肤发黄。

类型四:皮肤发黑,或有紫斑。

肥胖原因:内分泌激素失调。

如高胰岛素所引起的黑棘皮病(图35),高皮质醇所引起的满月脸(图36)、水牛背等脂肪的集中分布。

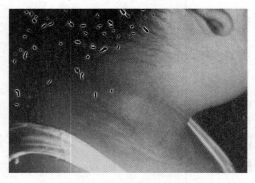

图35 黑棘皮病

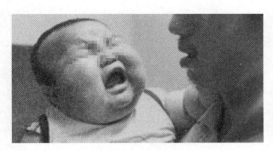

图 36　满月脸

肥胖与性别有关吗

表 1　各年龄组男女肥胖者百分比比较

年龄(岁)	超过体重 10% 以上(男)(%)	超过体重 10% 以上(女)(%)
25～29	32.8	21.0
30～39	47.2	32.5
40～49	59.6	52.6
50～59	50.3	64.4
60～69	51.1	59.6

从以上表格中(表 1),我们可以发现,随着年龄的增高,男女的肥胖人数都在增加,但是女性的增加速度高于男性,到 50 岁以后,就超过男性了。从男女比较来看,50 岁以内,人群中男性肥胖发生率比女性高,50 岁以后则女性偏高。而从整体上看,成人中肥胖人数,男女差别不大。在我国其他的一些统计数据中也

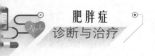
同样反映着这样的规律,但是在 40 岁以后,女性的肥胖比率就已超过男性。

妇女绝经会引起肥胖吗

会的。绝经后女性,说明以往周期性的排卵功能已告结束,卵巢内的雌激素以及黄体酮的分泌都会出现下降。研究表明,绝经期间,女性的体重常常会出现明显的增长。这是由于绝经后女性激素的改变,导致代谢速度降低,脂肪的分解减少、储存增加,水钠潴留增加。

女性发胖也有心理原因吗

大凡女性,都喜欢身材苗条,绝不愿意身体发福。但现在发胖的女性,却在日益增多。从表面上来看,发胖的女性多是过于贪食美味,以至营养过剩。但从其心理动机来看,其中不少女性存在欲求不满且压抑的情况。

男子在事业或生活中遭遇挫折,往往爱借酒消愁,喝个一醉方休,这便是心理学上的所谓代偿行为。但对于女性而言,当她们的欲望得不到满足之时,她们宣泄内心中不良情绪的方式不同于男子,其中最常见的一种方式便是猛吃东西。心理医生发现,在因失恋变得情绪不安的女性当中,许多人都诉说自己的食欲突然猛增起来。其实,这些女性是在通过对食物的需求,使她们受损的感情需求得到一种补偿。

此外,已成家的妇女,如果心存许多不满,如丈夫不关心她、孩子不听话、生活太单调、工作不顺心,那么她可能通过吃来发泄这些不满,吃得多了自然会渐渐地发胖。

所以身体发胖的女性,应自查一下有无通过贪吃来解决心理欲求不满的问题。若存在这样的心理问题,就应学会用正常无害的方式,如听歌、写信、打热线电话、锻炼、找好友倾诉、读书等方式来宣泄自己的不良情绪。

对于男性而言,当你的妻子或女友忽然产生食欲旺盛的现象,应考虑一下对方有无遭遇挫折的可能,以便及时对她加以疏导(图37)。

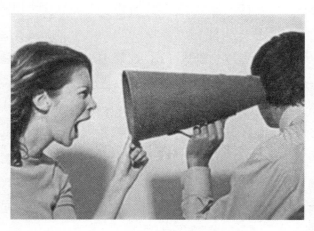

图37　情绪宣泄

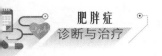

——○ 节食为什么还是瘦不下来

很多采取节食减肥的人群发现一个问题：即使自己天天都在节食，为什么体型偏偏不见瘦呢？实际上大脑对进食的调控是一个极其复杂的过程，涉及多个神经系统的共同参与，主要包括能量平衡的稳态调节系统，中枢奖励系统，注意力系统，情绪系统，记忆系统，以及认知系统。能量平衡的稳态调节系统包括下丘脑及其黑皮质素系传导系统，其对食欲的调控作用受循环激素的影响，包括胰岛素、瘦素、胃饥饿素、肠促胰素-1(glucagon-like peptide-1，GLP-1)、脂联素、鸢尾素等。由高脂饮食及炎症介质导致的下丘脑炎症通路的激活也参与了肥胖症的发生发展，并先于周围组织炎症和体重增加的发生。此外，下丘脑还接收来自其他更高级的中枢脑区信号，与中枢奖励系统、注意力系统、情绪系统、记忆系统、以及认知系统进行对话，共同调节进食与能量平衡。这些高级中枢系统与下丘脑相互对话，从而超越生理的饥饿感及饱腹感对食欲的调控，参与进食与能量平衡的调节，构成了食物的"色、香、味"对肥胖的全面影响。这些调控系统在不同阶段，不同人群或种族以及不同的进食方式中可以自我调节发挥作用，维持平衡。一旦中枢之间的调控通道出现异常或被阻断，就会发生肥胖。

行为心理干预包括节食、运动和心理辅导，是目前最普遍而患者接受程度最高的减重方法，其对中枢功能有一定的改善。

Prehn 等人对 19 名绝经后的肥胖女性患者进行热量摄入限制，发现患者的认知和记忆功能得到明显改善，伴随额下回和海马区的灰质体积增加，以及静息状态海马与顶叶功能连接的增强。

然而，仅仅通过行为心理干预达到改善脑功能的效果，看上去似乎简单有效，但实际操作并非如此。多项研究均显示，行为心理干预无论在短期效果（体重减轻）还是在长期效果（减重维持），结果都往往不尽人意，患者多数表现为减重效果不佳，或复发率高。而在前文所提及的 Prehn 等人的研究中，当他们延长对这 19 名患者的随访时间，结果同样发现，脑功能的改善仅仅存在于减重早期（12 周内），而在随后的减重维持期间（12 周以后）却并未观察到。值得注意的是，特别对于冲动性较强而自制力较弱的患者，不仅干预的减重效果差且复发率高，而且远期发生暴食、暴食症状和神经性贪食症的风险也显著增高。因此，在临床上需要对行为心理干预的减重方式有合理的认识，正确的应用，尤其对某些先天遗传原因导致的中枢性肥胖应个体化对待。

研究发现，以上这些现象可能与行为心理干预所致的患者中枢奖励系统、注意力系统及认知系统（食物动机系统）对食物的反应性增强相关，该中枢活动性的改变导致患者偏好更高热量的食物及进食量的增加。通过对节食的青少年的 fMRI 进行研究，Stice 等人发现短时间的热量限制（数小时）可导致受试者注意力系统（前扣带皮层）、奖励系统（眶额皮质、壳核）和动机系统（中央前回）对食物线索的反应性明显增高；而长时间的热量限制（数周）可导致受试者的注意力系统（前扣带皮层，腹侧内侧前额叶皮质、视觉皮层上部）、奖励系统（尾状核）和记忆力系统

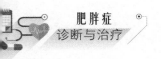

(海马)脑区的对食物线索的显著激活。在 Look AHEAD 研究的 10 年随访中也有类似发现,该研究通过对 232 名 2 型糖尿病合并超重或肥胖的患者的 fMRI 分析显示,给予长期常规糖尿病教育的患者表现为奖励系统(左侧尾状核)对食物线索的反应性明显增强,而给予该研究特定的行为心理干预(设定卡路里及脂肪摄入量及运动目标,旨在使患者体重减轻 10%)的患者中枢奖励系统则未被激活,其减重效果也更为明显。这就不难解释临床上减重越快,反弹越快的治疗怪圈。因此,行为心理干预方式应充分考虑其对大脑活动的影响,易缓不易急,且不能有太高的减重期望值。但减重 5% 以上即可在一定程度上改善代谢异常,因此,合适的心理行为干预的治疗方式还是值得提倡用于减重治疗,尤其对于代谢异常的患者,可以达到一定的代谢调控作用。

肥胖的危害

肥胖的发病率怎样

　　2015 年度美国内分泌学会上发布了一份肥胖报告:《内分泌事实和数据:肥胖症》。报告罗列了不同年龄、地域及性别人群的肥胖症和代谢综合征流行状况。(图 38～41)

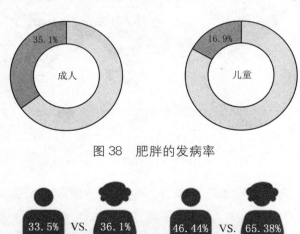

成人 35.1%　　儿童 16.9%

图 38　肥胖的发病率

33.5% VS. 36.1%　　46.44% VS. 65.38%

肥胖 BMI≥30 kg/m²　　腹型肥胖伴代谢综合征

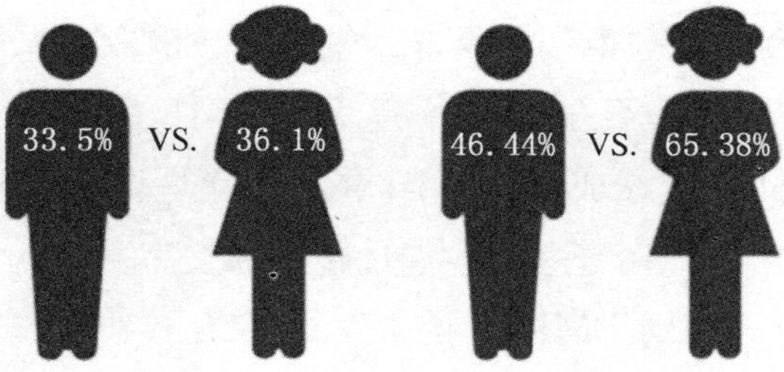

图 39　20 岁以上不同性别间差异

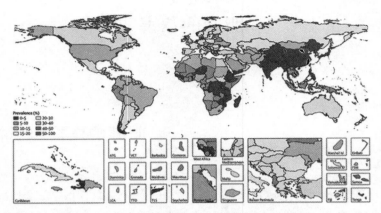

图 40 全球 2013 年 20 岁及以上男性人口的肥胖症发病率分布

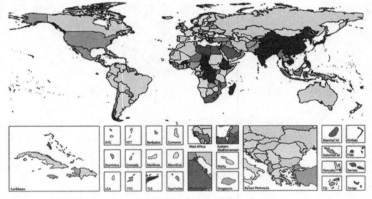

图 41 全球 2013 年 20 岁及以上女性人口的肥胖症发病率分布

肥胖的发病率正在逐年升高,2015 年 1 月 WHO 发表的数据显示,2014 年全球成年人的超重及肥胖人口已高达 19 亿人,是 1980 年时的 2 倍还多。其中,超重被定义为身体质量指数(body mass index, BMI)大于或等于 25 并且小于 30;而肥胖被定义为体重指数大于或等于 30,而 2014 年全球肥胖人数已高达 6 亿人。39%的成年人超重,13%的成年人已达到肥胖。研究人员发现,从 1980—2013 年,成年男性和女性超重或肥胖的比率均有所增加,其中男性从 29% 增长为 37%,女性从 30% 增长为 38%。在发达国家,男性超重和肥胖率较女性更高,而发展中国家的女性则表现出较高的超重和肥胖率(图 42)。已经成为一个严重的社会问题和公共健康问题。

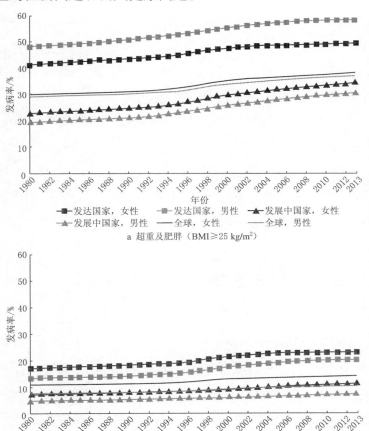

图 42 1980—2013 年肥胖发病率

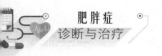

令人不安的是,肥胖已呈现出低龄化、病态化的趋势,一些过去多发生在成人的疾病已在儿童中出现,如脂肪肝、糖尿病、高血压等,儿童 2 型糖尿病患者已经超过了 1 型糖尿病患者,这一切都与肥胖有直接联系,肥胖已成为许多慢性疾病的良好培养基和庇护所,可导致多种并发症的发生、病死率上升以及生活质量下降,与肥胖相关的疾病比比皆是。相关调查显示,肥胖患者中 40％伴有糖尿病,40％伴有高血脂,80％伴有非酒精性脂肪肝。在肥胖患者中女性子宫癌、乳腺癌,男性前列腺癌,结、直肠癌的发病率也超过了正常人群的 3~5 倍。

目前在儿童中肥胖儿童的比例越来越高,据研究,12 岁以前若是肥胖,将来仍然肥胖的概率男性为 86％,女性为 88％。在欧洲,每年有 32 万人死于与肥胖症直接相关的疾病。最近的研究得出结论,成年人肥胖是一种与寿命直接相关的疾病,男性和女性的寿命都会缩短约 7 年。

肥胖有哪些异常表现

世界卫生组织已把肥胖定义为影响公众健康的严重的社会问题,并将其列入流行病学范畴。肥胖的发生、发展可引起一系列的问题,并通过身体异常表现出来,如儿童性早熟,女性内分泌紊乱、停经、多囊卵巢综合征、不孕、多毛、黑棘皮病、紫纹,男性乳房发育、精子质量差、不育等,无一不与肥胖相关。肥胖患者尤其要警惕与此相关的表现。

部分儿童在青春发育期出现的生理性乳房发育，多可自行恢复。但肥胖儿童的内分泌紊乱、雌雄激素失调时也会引起男性乳房发育、性腺发育不良、男性女性化的异常改变。伴有多毛的肥胖患儿，极可能为先天性遗传性疾病或性腺异常所致，应引起家长的重视；若同时还伴有性早熟和骨骼异常，需要及时到正规医院进行染色体和内分泌腺体的系统检查。

对于育龄期女性出现的闭经、绝经和月经失调等症状，要引起足够重视。正常的脂肪含量对于维持女性激素的作用必不可少，但肥胖本身和减重治疗都会引起月经失调。肥胖伴停经在年轻女性中最常见的为多囊卵巢综合征和高泌乳素血症，如出现泌乳、头痛、胸闷等症状，应及时检查和治疗。有些女性在分娩后或绝经期前后出现肥胖，同时伴有皮肤发黄、眼睑水肿，也要警惕不良情况的发生。

有些肥胖患者在颈部、腋下等皮肤皱褶处会出现色素沉着、角质增多，严重时有天鹅绒状的突起，令人总有一种洗不干净的感觉。这就通常所说的黑棘皮病。黑棘皮病的出现是病理的信号，与高胰岛素血症有关，发展下去会出现 2 型糖尿病、高血压以及脂质代谢紊乱等。

还有部分肥胖患者在腹部两侧、大腿内侧有时可见呈梭形、淡紫红色条纹，有的还会伴随"满月脸""水牛背""将军肚"等的出现，这些症状说明已经出现了皮质醇的增多，持续发展下去会引起骨质疏松、高血压、无力、低钾等。有的患者也可能是垂体和肾上腺的病变所引起的。

有研究发现，约 60% 的肥胖患者可出现肝细胞脂肪变厚，

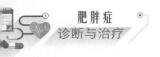
一般在体检时才被发现。专家建议,中国人男性腰围＞90 cm、女性腰围＞85 cm 时就要引起警惕;有些出现腰围增粗但体重正常的患者,也会出现肥胖并发症,如糖尿病、高脂血症和冠心病等。还有部分肥胖患者,感觉天天吃不饱,刚吃过饭就饿,越吃越饿,也应引起重视。因为食欲亢进有时是丘脑综合征和胰岛素瘤的表现。另有部分患者可出现睡眠呼吸暂停综合征,尤其是肥胖儿童若出现较严重的打鼾等情况,应引起家长的足够重视。

肥胖有哪些危害

肥胖正在成为现代社会与人类最接近的疾病,而且已成为影响健康的头号杀手。随着公众自我保护意识的增强和科学知识的普及,肥胖作为一种疾病已逐渐被大家所公认,但其仍未得到社会和舆论的重视。通俗地讲,肥胖是一个不健康的土壤,滋生了高血脂、糖尿病、高血压、冠心病、高尿酸等危害人类健康、影响人们生活质量的疾病。当一个人的 BMI 超过 23,诸如心血管疾病、癌症、糖尿病、骨关节炎和慢性肾脏疾病等健康风险就会增加。据估计,在 2010 年肥胖和超重已造成 340 万人死亡,其中大部分是心血管疾病造成的。研究表明,如果任其发展,肥胖率的增长可能导致平均寿命的缩短。

临床流行病学研究表明,肥胖与糖尿病尤其是 2 型糖尿病常合并存在,糖尿病患者中 60％肥胖,肥胖患者中有 40％以上可发展为糖尿病,BMI 指数越高即超重越多,糖尿病发病率越高,中度肥胖者糖尿病患病率为正常体重者的 4 倍,重度肥胖者则为其 21 倍。而且肥胖时间越长,糖尿病的发病率越高,肥胖 10 年以上,糖尿病发病率可达到 25%,肥胖 20 年以上,糖尿病发病率高达 40%。肥胖与糖尿病的联系纽带就是胰岛素抵抗,在肥胖患者中,50% 以上存在胰岛素抵抗,而在胰岛素抵抗的患者中,70% 以上会发展为糖尿病,而减重治疗可以很好地改善胰岛素抵抗状态,如体重恢复正常,胰岛素水平可以减少 1 倍,说明患者的胰岛素抵抗状态可以通过减轻体重得到改善。

有人把肥胖和高脂血症看成是一对"狐朋狗友",两者相互依存,共同危害人们的健康。因为,在肥胖人群中高脂血症可达到 40%,而在重度肥胖患者中,要达到 70% 以上。肥胖导致高脂血症主要是由于肥胖引起的胰岛素抵抗,脂肪细胞肥大使胰岛素受体相对减少,胰岛素敏感性减少 5 倍,肝脏对脂肪的清除能力严重下降;更为可怕的是,在肥胖同时,具有脂质清除能力的高密度脂蛋白(HDL)含量也明显减少,而 HDL 的下降是冠心病和脑血管病的独立危险因素,也就是说即使没有胆固醇和甘油三酯的升高,单纯 HDL 低于正常(<0.9 mmol/L)就会引起高于常人的冠心病和脑血管疾病,而且心肌梗死发生率及心肌梗死后的病死率也远远高于正常人。

肥胖、高血压、糖尿病、高血脂已成为危害当今人类健康的四大杀手,也有人称其为"死亡四重奏"。更可怕的是,这几种疾病往往同时或相继危害我们的身体健康。尤其是肥胖,就像它们的先头部队一样,只要机体发生了肥胖,随后许多疾病就接踵

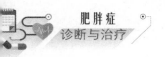

而来,高血压也不例外,在肥胖人群中,高血压的发病率是正常体重人群中的 2 倍,在重度肥胖人群中,高血压的发病率是正常人的 5 倍。肥胖人群中高血压的发病时间也有提前,甚至在重度肥胖儿童中也会出现高血压,而且肥胖高血压人群的高血压相对更难以控制,从用药剂量和数量上都要高于正常人群,高血压、心脏病、心肌梗死的发病率和病死率都随即升高。

目前应当引起人们重视的是由肥胖引起的脂肪肝数量在不断上升,已成为危害人们健康的重要因素。据统计,肥胖患者的脂肪肝发病率已达到了 30%,在伴有高脂血症的肥胖患者,脂肪肝的发病率达到了 50% 以上。脂肪肝的形成加重了肝功能的损害,引起高脂血症、胆囊炎、性功能障碍等疾病的发生。所以再次提醒大家,脂肪肝也是一种疾病,必须要引起足够的重视,并且要进行积极的治疗,如任其长期发展下去,会出现肝硬化,甚至肝功能衰竭。

同时,呼吸暂停综合征也是肥胖病患者常见的一种并发症,本病是指睡眠时呼吸间隔超过 10 秒以上,打鼾与呼吸暂停交替出现,有时呼吸暂停时间可达到 2～3 分钟,每夜发作数次。长此以往,导致睡眠质量下降,脑部缺氧,判断能力、记忆力下降,脑功能障碍,易倦,晚上难以深睡,白天经常打盹,最后发展为高血压、肺动脉高压、心功能衰竭、低氧血症和高碳酸血症。虽然呼吸暂停综合征可由多种因素引起,但大多与肥胖有关,60% 以上的肥胖患者患有轻重不等的呼吸暂停综合征,而且体重指数越大,病情越严重,而且半数以上的肥胖人群夜间伴有习惯性的打鼾。

近来发现,肥胖对男性性功能、内分泌激素及女性激素等也有多方面的影响。首先,在儿童期就可以影响到儿童的性发育,包括性腺的发育,外生殖器的发育等;在中年肥胖男性也可以出现男性女性化,勃起功能障碍是肥胖男性较常见的症状,尤其在伴有高血压、糖尿病的男性患者,发病率高达 60% 以上。其次,脂肪含量的增加,导致雄激素生成增加。瘦素抵抗和胰岛素抵抗,使脂肪合成进一步增加,而瘦素抵抗可导致女性的月经失调、不排卵,导致不育,肥胖女性的雌激素代谢与正常体重女性又有不同,常出现高雌激素血症和高雄激素血症,导致月经周期的紊乱和生殖系统的紊乱。

儿童肥胖发展趋势及危害如何

儿童肥胖已成为当今不容忽视的问题,儿童和青少年的肥胖率也在世界各地发生了大幅增长。1980 年至 2013 年,儿童和青少年超重或肥胖的患病率增加了近 50%。2013 年,发达国家有超过 22% 的女孩和将近 24% 的男孩超重或肥胖。在发展中国家,儿童和青少年的肥胖率也在上升,发展中国家有近 13% 的男孩和超过 13% 的女孩超重或肥胖。中东和北非国家的儿童和青少年有特别高的肥胖率,其中女孩尤甚。肥胖引起的代谢疾病开始于儿童期,可能导致成年人的心血管疾病。主要危害包括:胰岛素抵抗、非胰岛素依赖性糖尿病、血脂异常、过早出现的动脉粥样硬化、高血压、代谢综合征、睡眠呼吸暂停综

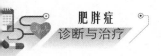
合征等。

美国国家健康与营养检测调查(the national health and nu-trition examination survey, NHANES)资料显示,美国在过去15~20年中,6~11岁小儿肥胖者较前增加54%,12~17岁儿童,少年肥胖者增加30%。西方国家报道患病率10%~30%不等。我国单纯性肥胖发病率,0~7岁为2%,7~18岁约7%。儿童期肥胖易发展为成人肥胖症。文献报道,肥胖婴儿发展为成人肥胖的危险性为14%,而正常小儿发展为肥胖成人者仅6%,前者的风险是后者的2.33倍。7岁肥胖小儿41%变为肥胖成人,与正常同年龄小儿11%变为肥胖成人比较,前者的风险是后者的3.73倍。10~13岁肥胖男孩72%发展为肥胖成人,正常同龄男孩31%发展为肥胖成人。肥胖不仅在儿童期对健康构成严重威胁,还将影响其成年后的健康,成为高血压、糖尿病、冠心病、胆石症、猝死、乳腺癌、子宫内膜癌、月经不调、痛风的诱因。

何谓病态肥胖？有何危害

病态肥胖是指体重指数(BMI)>40 kg/m² 或 BMI>35 kg/m²同时合并危及生命的心肺疾病或严重糖尿病;一些肥胖并非贪吃所致,而是由于身体上某些原发性疾病所导致的"病态肥胖"。

病态肥胖的常见表现有:黑棘皮病、不孕不育、男性女性化和乳房发育、女性停经或胡须增多、腹部紫纹、睡眠呼吸暂停综合征、性功能障碍等。

近年来全球病态肥胖症发病率呈不断上升的趋势,病态肥胖是一种严重的慢性疾病。它可能会带来很多相关的慢性病和消耗性疾病,例如:糖尿病、心脏病、某些癌症、睡眠呼吸暂停综合征,以及骨关节炎。极重度肥胖更会出现寿命缩短的危险。体重超过正常理想体重50%以上的人发生提早死亡的风险是正常人的2倍。肥胖可使健康状况恶化,生活质量降低,寿命缩短。随着BMI的升高,过早死于一系列疾病的风险也随之增大。在欧洲,每年有32万人死于与肥胖症直接相关的疾病。最近的研究得出结论,成年人肥胖可引起一种与寿命直接相关的疾病,男性和女性的寿命都会缩短约7年。

何谓非酒精性脂肪性肝病, 与肥胖的关系及危害是什么

非酒精性脂肪性肝病(non-alcoholic fatty liver disease, NAFLD)是21世纪全球重要的公共健康问题之一,亦是我国越来越重视的慢性肝病问题。

NAFLD是一种与胰岛素抵抗和遗传易感密切相关的代谢应激性肝脏损伤,其病理学改变与酒精性肝病(alcoholic liver disease, ALD)相似,但患者无过量饮酒史,疾病谱包括非酒精性单纯性脂肪肝(non-alcoholic simple fatty liver, NAFL)、非酒精性脂肪性肝炎(non-alcoholic steatohepatitis, NASH)及其相关

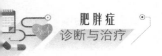

肝硬化和肝细胞癌。

流行病学调查显示：NAFLD是欧美等西方发达国家肝功能酶学异常和慢性肝病最常见的原因，普通成人NAFLD患病率为20%～33%，其中NASH和肝硬化分别占10%～20%和2%～3%。肥胖症患者NAFL患病率为60%～90%、NASH患病率为20%～25%、肝硬化患病率为2%～8%，2型糖尿病和高脂血症患者NAFLD患病率分别为28%～55%和27%～92%。随着肥胖症和代谢综合征在全球的流行，近20年亚洲国家NAFLD增长迅速且呈低龄化发病趋势，我国的上海、广州和香港等发达地区成人NAFLD患病率在15%左右。

长期临床随访及相关检查发现，NAFLD患者肝病进展速度主要取决于初次肝活组织检查（简称肝活检）组织学类型。NAFLD进展很慢，随访10～20年肝硬化发生率低（0.6%～3%），而NASH患者10～15年内肝硬化发生率高达15%～25%。年龄大于50岁、肥胖（特别是内脏性肥胖）、高血压、2型糖尿病、丙氨酸转氨酶（alanine aninotrans-ferase，ALT）增高、天冬氨酸转氨酶（aspartate aminotrans-ferase，AST）与ALT比值大于1以及血小板计数减少等指标是NASH和进展性肝纤维化的危险因素。在NAFLD漫长病程中，NASH是NAFL转变为肝硬化的必经阶段。与慢性丙型肝炎和酒精性肝炎相比，NASH患者肝纤维化进展相对缓慢，失代偿期肝硬化和肝细胞癌通常发生于老年人。在胰岛素抵抗（insulin resistance，IR）患者，NAFLD是发生NASH和肝硬化的前提条件；脂肪变的肝脏对肝毒物质、缺血/缺氧耐受性下降，NAFLD作为供肝用于移植易发生原发性移植肝无功能。此外,在其他慢性肝病患者中,并存的 NAFLD 及其基础疾病可促进肝硬化和肝细胞癌的发生,并降低非基因 3 型慢性丙型肝炎患者干扰素抗病毒治疗应答。

NAFLD 的存在与高脂肪、高热量膳食结构,多坐少动的生活方式,胰岛素抵抗,代谢综合征及其组分(肥胖、高血压、血脂紊乱和 2 型糖尿病)等诸多因素相关。尽管乙醇(酒精)滥用和丙型肝炎病毒(hepatitis C virus, HCV)感染与肝脂肪变关系密切,但是全球脂肪肝的流行主要与肥胖症患病率迅速增长密切相关。即使应用世界卫生组织(WHO)西太平洋地区标准诊断肥胖症,体重指数(BMI)和(或)腰围正常的 NAFLD 患者在亚太地区仍不少见。近期体重和腰围的增加与 NAFLD 发病有关,腰围比 BMI 更能准确预测脂肪肝。可见非酒精性脂肪性肝病与肥胖存在很大的相关性。

NAFLD 的形成目前存在一种"两次打击"学说,即首次打击主要是胰岛素抵抗(IR),引起良性的肝细胞内脂质沉积;第二次打击主要是氧应激和脂质过氧化,是疾病进展的关键。中心性肥胖、2 型糖尿病或糖调节受损、血脂异常紊乱及高血压在人体集结表现为代谢综合征(metabolic syndrome, MS), MS 的中心环节同样也是胰岛素抵抗,胰岛素抵抗被认为是导致肝脏脂质过度沉积的原发病因,目前日益增多的脂肪肝主要是胰岛素抵抗密切相关的 NAFLD。胰岛素抵抗可以带来诸多代谢问题,诸如糖尿病、肥胖、高血脂等,所以目前对非酒精性脂肪性肝病(NAFLD)要有足够的重视。

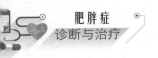

肥胖有哪些心血管危害

随着社会经济的发展和人口的老龄化,21世纪的发展中国家正面临着心血管病的大流行,据北京市急性心肌梗死发病监测信息平台显示,25岁以上年轻心脏病患者,3年增加达3成;同时发现,我国的肥胖人群占整个人群15%,随之与肥胖相关的心血管病危险因子也在不断增加,由此可见肥胖在心血管疾病的发生及进展中发挥着重要的作用。

2011年第二届临床心血管病大会暨第八届中国冠心病介入沙龙大会上,中国医学科学院阜外心血管病医院内分泌和心血管病诊治中心专家报告了心血管疾病和肥胖之间的关系。在介绍肥胖、心血管疾病以及糖尿病之间联系的同时,证实有效的体重管理可产生包括保护心血管在内的健康益处,可增加患者的预期寿命,肥胖和其他心血管病危险因素(包括高血压、高血脂和糖尿病)之间有明确的流行病学联系,大大地增加了肥胖人群的心血管病危险。

首先,肥胖与高血压。Framingham 心脏研究证实,体重每增加4.5 kg,无论是男性还是女性,收缩压会增加4 mmHg,可见在原发性高血压中,肥胖是一个主要的危险因素;肥胖可能是引起高血压的最重要的可以改变的危险因素。高血压病患者患冠心病(coronary artery heart disease, CHD)的危险为正常人的2~3倍,猝死的危险为正常人的7倍;肥胖者体内含有大量脂肪,脂肪组织表达血管紧张素原增加,激活肾素-血管紧张素-醛固酮系统,使全身细小动脉收缩,促使肾上腺皮质醛固酮释放增加,钠和水在体内潴留,血容量增加,血压升高。一项肥胖与高血压关系观察例数超过100万人的研究中,其中超重中年人(40~64岁)可能患高血压的人数,比正常体重者高50%,其患病危险是同龄正常体重者的2倍。在青年人中超重与高血压有更显著的关联。

其次,肥胖与血脂异常。肥胖和一系列易导致冠心病(CHD)的血脂异常有关联。成年肥胖者以脂肪细胞增大为特征。增大的脂肪细胞上高密度脂蛋白(HDL)结合位点增加,与HDL结合率更高,导致血浆HDL水平降低;此外肥胖患者多伴有胰岛素抵抗。一旦发生胰岛素抵抗,脂肪细胞便不能正常积聚脂肪酸,循环中游离脂肪酸(free fatty acid, FFA)水平升高。FFA水平升高首先引起肝脏中生成甘油三酯(TG)增加,并进一步导致运输内源性TG的脂蛋白——极低密度脂蛋白(very low density lipoprotein, VLDL)生成增加。在Framingham研究中,体重每增加10%,血浆胆固醇相应增加0.3 mmol/L(12 mg/dl)。研究发现,年龄在20~75岁超重的美国人,高胆固醇血症的相对危险是非超重者的1.5倍;在20~45岁超重者中,是非超重者的2倍。

再次,肥胖与糖尿病。肥胖与糖尿病,尤其是2型糖尿病常合并存在,随着新型脂肪细胞因子——内脂素与抵抗素的发现,越来越多的证据显示肥胖与糖尿病存在很大的相关性。目前公认的联系纽带就是胰岛素抵抗。在肥胖患者中,50%以上存在

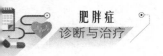

胰岛素抵抗,而在胰岛素抵抗的患者中,70%以上会发展为糖尿病,而减重治疗可以很好地改善胰岛素抵抗状态。大家都知道,糖尿病的危害在于其严重的慢性并发症,如糖尿病肾病、糖尿病视网膜病变、糖尿病引起的大血管病变,一旦发生,就难以逆转,这些并发症成为糖尿病患者死亡的主要原因。肥胖作为糖尿病慢性并发症的危险因素已为大家所熟知,有报道显示55岁以上糖尿病肥胖患者的蛋白尿检出率较之非肥胖患者显著升高。有学者对肥胖糖尿病患者予以减肥,观察若干年后减肥满意者微血管并发症发生率较低。肥胖糖尿病患者脑卒中(中风)的发病率是非肥胖糖尿病患者的4倍。而且肥胖糖尿病患者脂肪肝、胆石症、高血压的发病率也远远高于非肥胖的糖尿病患者。

最后,研究者以腰围作为分类指标,调查了年龄20～59岁的2 183名荷兰男性和2 698名女性。结果发现,如用男性腰围>94 cm,女性>80 cm作为评价标准,测量的敏感性和特异性均≥96%。随着腰围的增加,心血管病的危险因素发生的可能性显著增加。腰围>94 cm的男性和腰围>80 cm女性,有一个或多个心血管病危险因素的可能性增加1倍;男性≥102 cm,女性≥88 cm有一个或多个危险因素的可能性增加到4倍。肥胖增加心脏负担,长期会影响心脏功能。据美国的研究人员根据流行病学得出的结论:大腹便便的男性患心脏病的危险性是体重正常男性的2倍以上。马萨诸塞州波士顿哈佛大学公共卫生学院的英顿·倍克博士说:“无论任何年龄,躯体脂肪过多都可能增加病死率,但是,在年长男性中,以控制腰围为基础的体重控制方案可能比单纯控制体重更加有用”。

总之,心血管疾病的发生是多因素作用的结果,而肥胖在联系各个关键危险因素的过程中发挥着重要的启动及推进作用。危险因素本身增加了心血管病的危险,而且还常常聚集进一步增大心血管事件的危险程度,远远高于单个危险因素的总和。要重视肥胖在疾病进展中所起到的作用,积极控制体重。

肥胖与肿瘤有何联系

　　众所周知,肥胖对于人类的健康危害是相当大的,由于生活习惯的改变、人类饮食结构的变化,肥胖已经成为全球性的问题。无论国内、国外,走在街上随处都可以看到身形肥胖的人。

　　肥胖会增加心血管病及糖尿病危险已成定论,而肥胖与肿瘤的相关性正在被越来越多的研究所揭示。国际癌症研究委员会(international council for research on cancer, IARC)通过多年对癌症流行病学的调查,得出肥胖与多种癌症都有着密切联系的结论。据估计,在美国,1/7 的男性、1/5 的女性癌症与肥胖相关。同样,在欧盟国家,4％男性癌症患者及 7％的女性癌症患者与肥胖有关。肥胖与癌症的关系异常复杂。

　　(1) 肥胖与食管腺癌。英国一所大学的癌症研究学院研究结果发现,体重指数(BMI)每增加 5 kg/m^2,食管腺癌的发生率增加 52％,具体发生机制未定论。有研究认为肥胖可通过增加食管反流性疾病及 Barrett's 食管的发生,从而增加食管腺癌的发生率,因为 Barrett's 食管是食管腺癌的化生前体。然而,其他

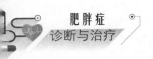

研究认为肥胖引起的食管腺癌发生率增高与反流性疾病无关。虽然机制尚未清楚,但两者的联系应引起我们的重视。

(2)肥胖与乳腺癌。在欧洲,尽管近年来乳腺癌病死率下降,但仍然每年有约100万名妇女为新发病例。肥胖对于绝经后妇女乳腺癌的发生、发展的促进作用已得到公认。肥胖对于乳腺癌的作用权重(6%～19%)相当于家庭遗传作用。据估计,体重指数每增加1 kg/m²,乳腺癌的发生危险性增加3%;体重每增加5 kg,绝经后妇女的乳腺癌相对发生率增加1.08%;在美国,肥胖导致20%的绝经后乳腺癌发生、50%的绝经后乳腺癌死亡。

(3)肥胖与子宫内膜癌。在进行的病例对照与队列研究结果显示,子宫体癌与肥胖关系十分确切。那些未曾采用停经后激素治疗的妇女,体重增加25 kg或更多,其子宫内膜癌发生危险比为5.00(95%可信区间3.01～9.52)。因此,肥胖症或成年体重增加均与导致子宫内膜癌发生率显著增加有关。

(4)肥胖与结直肠癌、肾细胞癌。英国一所大学的癌症研究学院的研究结果发现,体重指数(BMI)的增加与结直肠癌危险之间存在相关性,但男性明显强于女性;从人种来看,不同地区(北美、欧洲和澳大利亚、亚太地区)研究所得出的结果基本相同,亚太人群BMI增加与乳腺癌之间的相关性更强(包括绝经前和绝经后乳腺癌)。病例对照与队列研究的结果一致,而且男性发病率的增高大于女性。有研究推测腰/臀比的改变可能是引起结直肠癌发病率性别差异的原因,但尚无大规模的研究数据证实这种猜想。肥胖对于肾细胞癌的作用机制不明,还需要大规模的研究数据去证实。但研究资料显示在女性中,肥胖确实可引起肾细胞癌发病率增高。

（5）与肥胖有一定关系的其他癌症。肥胖可使胰腺癌形成的危险性增加2倍。肥胖患者的肝细胞癌发病率增加，但还未证实危险性的增加程度有多大。肥胖还增加贲门癌的发病率，最可能与肥胖引起的Barrett's食管化生有关。少数研究认为肥胖可能与增加卵巢癌、宫颈癌、结缔组织癌及淋巴瘤有关。还需要进行更多的流行病学研究，以期全面地认识肥胖与这些癌症的关系。

另外，有研究证实肥胖与肺癌呈负相关，这种负相关作用可能与吸烟的并发症有关，吸烟是肺癌发生的首要因素之一，肥胖减少肺癌发生与吸烟患者体重指数下降有关。绝经前肥胖者其乳腺癌发生率降低；据推测，这些妇女无排卵性周期减少其雌激素水平，从而降低乳腺癌的发生。

由此可见，肥胖可增加多种肿瘤患病危险，肥胖有赶超吸烟，成为致癌首发因素的趋势。因此为了我们的身体健康，大家都应该改掉生活中的坏习惯，抛弃垃圾食品，多到户外进行运动。

肥胖的判别方法有哪些

判断一个人是否肥胖有很多办法。一类是直接测定体内脂肪含量，比如通过CT、磁共振等方法直接测量身体内的脂肪含量。根据测得的结果男性脂肪含量超过25％，女性超过30％就可以考虑为肥胖了，但是这种方法比较麻烦，同时检查费用较高，一般情况下不用这种直接测定体内脂肪含量的方法。另一

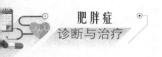

类是间接估测法,常用方法如下。

(1) 目测估计法。通过肚脐水平测量自己的腰围,如果腰围超过胸围就要考虑肥胖;平卧时如果腹部的高度超过了胸骨的高度可考虑肥胖。

(2) 皮肤褶厚度测定法。一般选取上臂后面的皮肤,以手指将皮肤提起,测定皮肤两侧间的厚度,目前认为男性超过 51 mm,女性超过 70 mm 就考虑肥胖了。

(3) 腰围测定法。腰围是反映脂肪总量和脂肪分布的重要指标,测量的方法是:被测者站立,双脚分开 25~30 cm,使体重均匀分配,测量通过腋中线肋缘与髂前上棘间的中点的距离,将测量尺紧贴软组织,但不能压迫,测量值精确到 0.1 cm。简单的测定腰围,男性腰围>90 cm,女性腰围>80 cm 时就考虑为肥胖了,但是国内有研究显示,对于中国女性腰围>85 cm 可能是一个更为合适的标准,这种肥胖被称为是腹型肥胖,而这种肥胖的人往往比较容易发生糖尿病及心血管疾病。

(4) 腰臀比值计算法。就是常说的腰臀比,就是先测量臀围和腰围的尺寸,再用腰围数字除以臀围数字,得到比值就是腰臀比。腰围的测量方法前面已经介绍了。臀围的测量方法为:两腿并拢直立,测量经臀部最隆起的部位测得的距离,皮尺不能太紧或太松。研究发现臀围较大的人发生心脏疾病的危险性越低,特别是女性患者。腰臀比反映了一个人身体脂肪的分布情况,该比值越大,说明脂肪主要分布在腹部,这种人就比较容易发生高血脂、糖尿病、高血压及冠心病等疾病。目前认为腰臀比大于 0.9(男)或 0.8(女)时可考虑为腹型肥胖,这个比值大于 1.0

(男)及 0.9(女)时,肥胖带来的并发症就比较明显了。

(5)计算理想体重法。理想体重(kg)=〔身高(cm)-100〕×0.9;或理想体重(kg)=身高(cm)-105。超过理想体重的20%为超重,超过30%为轻度肥胖,超过40%为中度肥胖,超过50%为重度肥胖,而儿童的理想体重的计算方法则不能用这种方法,目前认为婴儿和儿童体重标准为:婴儿(1~6个月),出生体重(g)+月龄×600=标准体重(g);婴儿(7~12个月),出生体重(g)+月龄×500=标准体重(g);1岁以上幼儿,年龄×2+8=标准体重(kg)。

(6)计算体重指数(图 43)判断肥胖。这种方法是目前比较最常用的方法,体重指数,简称 BMI=体重/身高^2,这里体重的单位是千克(kg),身高的单位为米(m),所以,BMI 的单位应该是 kg/m^2。成年男性的正常 BMI 一般为 20~25;成年女性正常BMI 一般为 20~24。

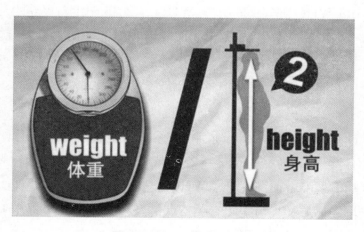

图 43　BMI＝体重/身高^2

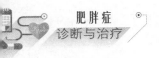

（7）理想体重表法。很多国家通过大规模的调查和测量，计算出不同性别、不同年龄及不同身高的理想体重值，制定出相应理想体重表，建立这样的表对判断一个人是否真有肥胖比用公式计算要更接近实际，然而我国目前尚无这样的理想体重表。

以上各种方法都是间接地估计是否存在肥胖，比较粗糙，其中体重指数（BMI）是目前认为相对比较好的方法，研究发现BMI 与肥胖相关的并发症的相关性比较一致，因此计算 BMI 的方法是目前比较通用的方法。而儿童应采用理想体重表来判断是否肥胖则更为理想。

目前肥胖的诊断标准有哪些目前肥胖的诊断标准有很多，然而目前关于肥胖的诊断标准还没有统一，比较常用的有世界卫生组织（WHO）肥胖诊断标准，亚太地区肥胖诊断标准，以及针对儿童的儿童肥胖诊断标准。由于不同地区的人种不同，身高及体质的差异，不同的诊断标准之间略有差异。

（1）WHO 肥胖诊断标准：WHO 在 2015 年 1 月更新的关于肥胖与超重的指南建议 BMI≥25 考虑为超重，BMI≥30 诊断为肥胖。再根据 BMI 的数值大小分为轻度肥胖，中度肥胖及重度肥胖。然而，这个体重标准是根据欧美白人为基准制定的，对亚洲人不一定适用。

（2）亚洲标准：WHO 肥胖诊断标准提供了评估个体的基准，但是有证据显示在人群中 BMI 从 21 kg/m² 开始发生相应慢性疾病的风险就逐渐上升。WHO 肥胖专家顾问组针对亚太地区人群的体质及其与肥胖有关疾病的特点，在 2002 年提出亚洲成人在不同 BMI 和腰围水平时，相关疾病发病危险度的界值

BMI 23.0～24.9 kg/m² 为肥胖前期，＞25 kg/m² 为肥胖。

（3）中国标准：我国专家认为，中国人虽属亚洲人种，但是我国人的肥胖有自己的特点，应制定中国人自己的肥胖诊断标准，一项针对中国人的调查研究表明，BMI＞22.6 的中国人，其平均血压、血糖、甘油三酯水平都较 BMI＜22.6 的人高，而有益于人体的高密度脂蛋白胆固醇水平却低，这种血压、血糖、甘油三酯水平的升高及高密度脂蛋白胆固醇水平的降低都是由肥胖引起的。因此，我们认为中国人较小的 BMI 值就可引起肥胖相关并发症的发生率明显增加，2004 年制定的《中国成人超重和肥胖症预防和控制指南》中规定，中国人的 BMI 在 18.5～23.9 kg/m² 为正常，在 24.0～27.9 kg/m² 为超重，≥28.0 kg/m² 及以上为肥胖。

中国人肥胖的另一特点就是腹型肥胖，就是我们常说的"肚子大"，腹型肥胖比例大是中国人肥胖的特点和潜在危险，国人体重指数超过 25 的比例明显小于欧美人，但腹型肥胖的比例比欧美人大。医学研究认为，腹型肥胖的危害更大，腹型肥胖的人更容易发生肥胖相关的并发症，如高血压、高血糖、高血脂、心脏病等。有一项关于中国人的研究发现体重指数正常或不很高的人，若腹围男性＞90 cm，女性＞85 cm，或腰围/臀围比值男性＞0.9，女性＞0.8 的腹型肥胖者，其危害与体重指数高者一样大，因此《中国成人超重和肥胖症预防和控制指南》中规定男性腰围≥90 cm，女性腰围≥85 cm 时可诊断为中心性肥胖（腹型肥胖）。由于中国人群中腹型肥胖比例较高的特点，在中国人群中诊断肥胖时也应考虑腹围情况。

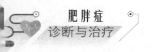

很多国家通过大规模的流行病学调查和实地测量,计算出不同性别、不同年龄及不同身高的理想体重表,显示各国各地区之间相似人群的理想体重也有差别。建立这样的表对判断一个人是否真有肥胖比用公式计算要更接近实际,但是我国目前尚无这样的理想体重表。

还有一些情况在判断自己是否有肥胖时应予注意,即有些人骨骼比较粗重或肌肉比较发达,按公式计算可能已达肥胖标准,但实际上体内脂肪含量并不高。另外,脂肪分布有时并不平均,如有一种被称为是"库欣综合征"的肥胖,这种患者多表现为躯干部,包括肚子、脸部及胸背部等脂肪多,而四肢较细,这种人体重指数不一定很高,肱二头肌及肱三头肌皮肤褶厚度也不一定超过正常,因此针对具体的情况要区别对待。

儿童肥胖的诊断与成人的标准一样吗

上面的这些肥胖的诊断标准都是针对成人的,而对儿童来说这些标准并不适合。由于小孩子生长发育的特点,世界卫生组织(WHO)及国内外相关专家根据儿童生长发育的特点制定了儿童相关的肥胖诊断标准,然而目前的诊断标准尚不统一,目前国内外常采用的指标主要有以下几种。

(1)身高标准体重法:是 WHO 推荐的方法之一,并认为是评价 10 岁以下儿童肥胖的最好指标。这种方法是以身高为标准,采用同一身高人群的第 80 百分位数作为该身高人群的标准体重。当超过该标准体重的 20%～29% 为轻度肥胖,30%～49% 为中度肥胖,50% 以上为重度肥胖。但是对于 10 岁以上的儿童,身体形态指标和身体成分发生较大变化,身高和体重的变化很大,这种方法就不适用了。

(2) 体重指数(BMI)法:BMI 的算法与成年人的 BMI 的算法一致,目前被认为是诊断 10 岁以上儿童肥胖的较好的指标。但是由于儿童处于身高发育时期,身体成分的构成与年龄、性别等密切相关,因此,成年人诊断肥胖的 BMI 范围不适用于儿童,而 WHO 建议采用年龄—性别—BMI 评价青少年超重及肥胖情况。当 BMI>同年龄、同性别的第 95 百分位数时可诊断为肥胖;BMI 位于第 85～95 百分位数时为超重。同时 WHO 建议使用 BMI 诊断肥胖时可联合其他指标,如年龄—皮褶厚度百分位曲线,WHO 规定若 BMI≥第 85 百分位,同时肱三头肌皮褶厚度和肩胛下皮褶厚度≥90 百分位,则定义为肥胖。然而,目前关于儿童标准性别—年龄—BMI 标准存在明显地域差别,与该地区经济发展水平及儿童发育特点密切相关,判断儿童是否肥胖时要根据当地的具体 BMI 标准判定。

此外,还有其他一些儿童肥胖判断的方法,如皮肤褶厚度测定、总体脂肪测定等,这些方法或者误差较大、不能客观地判断是否是肥胖;或者价格昂贵及有安全性问题,目前尚不能作为诊断肥胖的主要方法,多作为专业人员进行专业研究或作为 BMI 法及标准体重法的辅助方法。

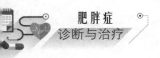
什么叫腹型肥胖

　　腹型肥胖又称中心性肥胖或苹果型肥胖,也就是我们常说的"啤酒肚""将军肚",在医学上称为内脏性肥胖,主要是腹部脂肪和内脏脂肪的增多,常见于中年男性和女性,由于这种肥胖的脂肪主要分布在内脏,因而这种肥胖的危害更大,可引起高血脂、高血压、糖尿病、冠心病等并发症,容易引起女性内分泌紊乱,如月经失调和停经等。腹型肥胖是一种病态肥胖和需要迫切处理的肥胖,但却往往因为这类肥胖的患者年龄偏大,无形象的需求而忽视,长时间的腹型肥胖常常引起严重的健康问题。

腹型肥胖的指标与检查方法有哪些

　　诊断腹型肥胖的标准分为间接估测法和直接测定法。目前常用的间接估测法包括腰围、腰臀比及前后高。腰围为通过腋中线肋缘与髂前上棘间的中点的距离;臀围为经臀部最隆起的部位测得的距离;腰围/臀围就是腰臀比;前后高可用专门设计的卡尺测量,也可简单地让患者躺在长的水平板上,在相当于前髂骨水平处的腹部放置一个气泡乙醇(酒精)水准仪,从气泡酒精水准仪到长水平板的距离即为前后高。

目前诊断腹型肥胖直接方法是影像技术，这种方法能更精准地判定皮下脂肪与内脏脂肪的比例，而这种比例能更精确地判定肥胖的危害。计算机断层扫描（computed tomography，CT）可进行全身脂肪定量。特别是根据脐水平的断层像求得皮下脂肪面积（S）和内脏脂肪面积（V），进行脂肪分布的判定。磁共振成像（magnetic resonance imaging，MRI）类似于 CT。

超声波法也可以测定脂肪分布，判定腹型肥胖。方法为让被测者取仰卧位，沿剑突到脐的正中线进行纵行超声波扫描，测得腹膜前脂肪的最大厚度（P_{max}）和腹壁皮下脂肪的最小厚度（S_{min}），利用其比值 P_{max}/S_{min} 作为腹壁脂肪指数（abdominal wall fat index，AFI）来判定脂肪分布，从而判断内脏脂肪与皮下脂肪的分布。

腹型肥胖的判定标准是什么

根据不同的判定方法，肥胖的判定标准也不同。目前认为腰围＞90 cm（男）或 85 cm（女），前后高＞25 cm，腰臀比＞0.9（男）或 0.8（女），就可以诊断为腹型肥胖了。再根据内脏脂肪面积（V）/皮下脂肪面积（S）将腹型肥胖分为内脏脂肪型肥胖（V/S≥0.4）皮下脂肪型肥胖（V/S＜0.4）。腹壁脂肪指数（AFI）同 CT 求得的 V/S 相关；男性 AFI 在 1.0 以上，女性在 0.7 以上即可判定为内脏脂肪型肥胖。

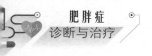

什么叫高甘油三酯血症腰

　　高甘油三酯血症腰是一种形象的说法,是加拿大学者于2002年在心血管大会上做报告时提出的一个概念,他们发现在中年男性中,当腰围>90 cm,甘油三酯>2 mmol/L时胰岛素抵抗的发生率明显升高,因此他们提出了高甘油三酯血症腰的改变。这个概念反映了腹型肥胖的危害,腹型肥胖患者更容易发生胰岛素抵抗,胰岛素抵抗是糖尿病前期的一种表现。这个概念的提出为早期预防和发现糖尿病及高脂血症提供了预警信号。因此,如果你的腰围已经超过 90 cm 的话,最好去医院检查一下胰岛功能及血糖情况,这样可以尽早地发现与预防糖尿病及高脂血症的发生。

"新三围"指哪些

　　现在流行的"三围"的概念已经发生变化,现在的新三围包括颈围、腰围及臀围,新三围的概念反映了人们对健康的重视,因为新三围的大小与健康密切相关。关于腰围和臀围与健康的关系前面已经讲过了。颈围的测量是将皮尺在颈前放在喉结的地方,后面放在第七颈椎,也就是低头时颈椎最突出的地方。目前研究发现,颈围大的人容易发生阻塞性睡眠呼吸暂停综合征、心血管疾病等肥胖的并发症。目前认为正常颈围在男性不超过 38 cm，女性不超过 35 cm，如果超过这个水平就要考虑肥胖了，你发生冠心病、高血压、糖尿病及阻塞性睡眠呼吸暂停综合征的机会明显增加。因此，新三围目前应该作为肥胖，尤其是中心性肥胖的重要指标。

肥胖的分类

肥胖的病因非常复杂，除了人们熟悉并且十分常见的饮食过多、运动过少外，还有其他多种因素共同参与，造成肥胖，也就是说肥胖的病因及分类多种多样。根据肥胖的病因可分为单纯性肥胖（原发性肥胖）和继发性肥胖；根据肥胖有无伴发疾病可分为良性肥胖和病态肥胖（也称为恶性肥胖）；从肥胖的年龄来分还可以分为青少年肥胖、青春期肥胖、成年人肥胖。这些肥胖的发病原因不同，引起的后果也不同，治疗起来要区别对待，治疗效果也各有差异。但从诊断学角度看，我们可以将肥胖大致分为两类：继发性肥胖和单纯性肥胖。

什么叫继发性肥胖

继发性肥胖，是由于其他已知的疾病，也就是某种疾病引起的肥胖，也称为症状性肥胖，这种肥胖比较少见，但很多种疾病可以导致肥胖，即引起这种肥胖的病因很多。

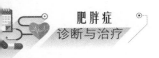

继发性肥胖如何诊断

临床上诊断单纯性肥胖需要排除继发性肥胖病,而继发性肥胖病因复杂,各种分泌激素的器官相互联系,给诊断带来困难,故对于肥胖病因的诊断一定要仔细,必要时采取动态观察、密切随访。继发性肥胖病可考虑做下述检查。

(1)相关病史,临床表现,体格检查。

(2)X线、磁共振等影像学检查,明确各腺体有无明显破坏及站位等病变。

(3)检查丘脑、垂体及各腺体分泌的激素水平,由于激素受昼夜节律、饮食、运动等多种因素影响,故需要多次检查,寻求准确性。

什么叫单纯性肥胖

找不出确切病因,排除了单个疾病引起的,我们称之为单纯性肥胖,这种肥胖也就是人们常说的"肥胖",是最多见的。发病率占所有肥胖的95%左右。临床表现为皮下脂肪丰满,分布比较均匀,身体脂肪积聚以乳部、腹部、臀部及肩部为显著,腹部皮肤出现白纹、粉红色或紫纹,四肢肥胖,尤以上臂和臀部明显。无内分泌紊乱和代谢障碍性疾病。

虽然症状性肥胖比较少见，但我们在诊断肥胖的时候，首先就要清楚患者的肥胖是不是有确切的疾病引起，若没有找到症状性肥胖的诊断依据，我们才可以考虑该患者的肥胖为单纯性肥胖。

根据肥胖发生的年龄、体重增加的速度、脂肪的分布部位等因素的差异，我们将单纯性肥胖分为两种：体质性肥胖和获得性肥胖。

单纯性肥胖如何诊断

单纯性肥胖病为人们常见的肥胖，但确诊为单纯性肥胖病必须具备以下条件。

（1）病史、体检和实验室检查可排除其他已知疾病引起的肥胖（继发性肥胖）。

（2）实测体重超过标准体重的 20％以上，脂肪百分率超过 30％，体重指数超过 24。

单纯性肥胖常见体型有哪些

获得性肥胖患者的体形多种多样。日常中我们也经常根据患者的体型来对肥胖进行分类，较常见的有以下两种类型（图 44）。

（1）梨形体型：这种体型的患者脂肪主要集中在下半身，与梨子形状相似，故称之为梨形身材。身材特征：下半身比上半身

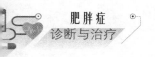

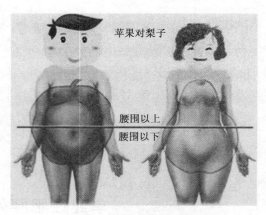

图44 不同的肥胖类型

结实,上半身细瘦,赘肉主要集中在臀部以及大腿。女性朋友中特别是怀孕后妇女较为多见,故有人也称之为雌性型肥胖。

(2)苹果形体型:该体型的患者脂肪主要集中在腰部、背部等上半身,双下肢可以纤细。也即人们常说的"啤酒肚""游泳圈"等。这种体型较为常见,主要为运动减少,多见于长期办公室工作的人群。女性腰围>80 cm,男性大于 90 cm。腰围/臀围>1.0。这种肥胖多见于 40 岁以上人群,男性中的肥胖多数属此类,故人们亦称为雄性型肥胖。科学研究发现此种体型的人,患糖尿病、高血压、高血脂、冠心病等疾病的发生率远远高于正常人及梨形体型肥胖的人。

什么是体质性肥胖

体质性肥胖多为先天性肥胖,多在儿童期或幼儿期即出现超重或肥胖。患者从小体形偏胖,初期患者的饮食及运动较同龄人无明显差别,但随着身体越来越肥胖,负担也随之增加,运动较前减少,出现体内脂肪不断增加。这种肥胖究其原因主要是因为体内物质代谢较慢,物质合成的速度大于分解的速度。很多这样的肥胖患者多自嘲"喝水也能长胖",吃得少,但代谢慢,吸收合成脂肪多。许多研究证明,肥胖者并没有比普通人摄入更多热量,但体重仍然会增加,推测可能是肥胖人群的热量消耗比正常人减少。热量的消耗是一个非常复杂的过程,受许多因素的影响如基础代谢率,食物的热效应,体育锻炼和其他体力活动时热量的消耗等。已经发现每天总热量的消耗和休息时的代谢率有家族聚集倾向。科学研究表明遗传因素在体质性肥胖患者中占据重要位置。也就是我们常说的父母肥胖,孩子多数不会纤瘦,除了共同的生活方式以外,基因遗传起了很大的作用。所以多数体质性肥胖患者身体的脂肪细胞大而多,遍布全身,所以临床表现上呈均匀性肥胖。

什么是获得性肥胖

　　肥胖中,最为常见的属获得性肥胖。与前面介绍的体质性肥胖有所不同。从命名上可以看出,获得性肥胖是后天"获得的",并非先天性。这就与体质性肥胖有着不同的表现。患者在发胖之前有很长一段时间体重是正常的或者较同龄人偏瘦,但随着进食增加、运动减少等因素,体重逐渐增加,达到肥胖的标

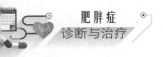

准。脂肪集聚过多的部位如腹部及大腿根部可出现紫色或白色条纹。这种肥胖多由于我们生活方式的改变引起。具体原因包括饮食过量、运动不足、压力过大、作息不规律、过量饮酒等。该类肥胖者的饮食中以甜食、油炸食品、碳水化合物居多。喜爱薯片、碳酸饮料等零食,平素喜甜食、荤菜。另外,现代生活节奏快,工作压力大,外面就餐、应酬较多,晚睡晚起,作息规律紊乱,也都容易引起肥胖。

什么是"四色肥胖"

根据目前国际上基础研究和临床研究的特点和发展趋势,提出了根据肥胖的皮肤表征和临床特征、代谢状况分类的诊断标准供我们在临床实践中快速定位肥胖的病理生理基础,判断肥胖患者的代谢状况,确定合理的诊断思路与治疗原则,制定具有针对性的个体化治疗方案,在临床应用中也取得了满意的效果。

对肥胖的分类方法主要基于肥胖的皮肤表征和代谢特点,结合患者的脂肪含量和分布、内分泌激素水平,根据患者的代谢状态将肥胖分为代谢正常性肥胖和代谢异常性肥胖,其中代谢异常性肥胖根据病因和表现不同又分为三个亚型:低代谢性肥胖、高代谢性肥胖和炎症代谢性肥胖,如果将部分专家推荐的体重正常代谢性肥胖列入肥胖分类的话,临床上就有 5 种肥胖类型可供选择。

进一步根据不同代谢状态患者的皮肤表征,结合中国传统医学的辩证论治,将肥胖分为白、红、黄、黑四种状态,易于临床上的快速判断和进一步诊治。具体诊断指标如下。

(1) 体重,体脂含量与体脂分布及肝脂肪沉积。

(2) 皮肤表征。

(3) 代谢状况:基础代谢率,糖脂代谢指标,血压,激素水平。

(4) 炎症状态:炎症因子及脂肪因子表达。该分类方法,从病因出发,基本涵盖了引起肥胖的常见代谢性病因。

1. 代谢正常性肥胖

白胖子,也称之为健康的胖子。多见于女性,与家族遗传或种族特异性相关,欧美多见,亚洲人群也不少见,临床上表现为皮肤白润、光滑、弹性好、脂肪含量高但分布基本正常;各项代谢指标及激素分泌正常,腰臀比<1。中国传统医学常称此类肥胖患者称为"脂人""脂者紧而满""肉坚,皮满",即阴阳平衡,气血两足,有丰腴之美。在临床上此类患者的超重和轻度肥胖不必过度干预,但对于严重的白胖子,为防止继发性损害和心血管意外,建议进行饮食和运动干预。

2. 低代谢性肥胖

黄胖子,多见于老年人和激素分泌不足者,临床上并不少见,肥胖多表现为皮肤萎黄无弹性,无光泽,脂肪分布异性化,多以腹型肥胖为主,赘肉较多,精神萎靡缺乏欲望,有时伴有智力和发育障碍。表现为低代谢率,低激素水平(如垂体功能减退、性激素低下、甲状腺功能减退等),少言寡欲,喜静不喜动,兴奋性差,可伴有严重脂肪肝和其他代谢异常。中医称此类肥胖患

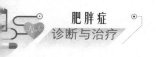
者为"膏人",表现为皮肉分离多松弛,气血两虚便稀溏,"纵腹垂腴""皮缓"。临床治疗以提高兴奋性、适当进行激素替代治疗为主,而严格控制饮食、过度运动有时会得到适得其反的效果。

3. 高代谢性肥胖

红胖子,多发生于青壮年,饮食生活不规律者,表现为皮肤红润,血供丰富,多伴皮肤毛细血管扩张,可见紫纹及蜘蛛痣,以内脏脂肪为主,临床表现为精力旺盛、多吃好斗、兴奋性高,激素水平常升高。实验室检查可表现为高基础代谢率、高激素水平、高胰岛素血症。临床上多有高血压,糖脂代谢紊乱,腰臀比常＞1。中医称之为"肥人"或"肥贵人",具"帝王之象"、皮薄肉厚、阴阳失衡,气虚内热多便秘。"肥贵人,饮食不节,则膏粱之疾也",治疗以降低神经兴奋性,降压、少食多动、改变生活方式为主。

4. 炎症代谢性肥胖

黑胖子,即伴有炎症因子升高的肥胖,典型代表为伴有高胰岛素血症的黑棘皮病患者。以胰岛素抵抗和瘦素抵抗为代表,典型病例常表现为皮肤色素沉着,皮厚肉多,脂肪、肌肉均丰富,常伴有高胰岛素血症,高瘦素血症。目前认为,此种代谢常与炎症明显相关,临床上表现为炎症因子升高,如 C 反应蛋白、游离脂肪酸、白细胞介素等。中医称之为"肉人","始于先天禀赋,属水形之人,比于上羽,似于黑帝。其为人黑色,面不平,大头,廉颐,小肩,大腹""皮肉不相离""身体容大",气血足,多痰湿气滞,以清热排毒化淤为主。治疗以降低胰岛素水平,改善炎症状态为主。部分黑胖子伴有严重的胰岛素抵抗和低雄激素血症,可能属于与中枢相关的综合征(如下丘脑性肥胖)。

5. 体重正常代谢性肥胖

即病态的瘦人,从诊断标准来讲体重指数在正常范围,不应该归类于肥胖,只能称为脂肪含量异常和脂肪的异位集聚,以腰围增加,腹内脂肪增多为代表,多见于老年人,与增龄后的内分泌代谢衰退相关,常伴有代谢综合征,女性多于男性,但究竟是脂肪分布引起的代谢紊乱还是代谢异常引起的脂肪溢出及脂肪重分布,尚无明确结论,所以不建议列入肥胖的诊断分类,只建议针对不同的代谢异常进行治疗。

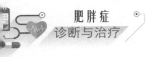
肥胖症的治疗

肥胖症的治疗主要包括哪些方面

　　主要包括饮食治疗、运动治疗、药物治疗、手术治疗、心理治疗等。药物治疗有很多不良反应,目前临床上的药物多已不用,手术治疗主要限于有适应证的患者,不是所有的患者都可应用,因此单纯性肥胖的治疗主要是采用饮食疗法和运动疗法,推荐低热量饮食和合理的有氧消耗性运动,并辅以必要的生活方式调整和心理治疗,这是减轻体重的最佳方案。

肥胖的饮食营养治疗原则是什么

　　饮食治疗首先要掌握以下原则:饮食和运动相结合,持之以恒不间断,营养搭配不偏食。肥胖患者多有食欲亢进、多食善饥、便秘、腹胀等消化系统症状,常伴有糖尿病、脂肪肝、冠心病、胆石症等疾病,使得单纯的饮食治疗常收不到良好的效果,只有辅以恰当的运动治疗,才能使饮食治疗的效果达到最大化,饮食和运动相结合的治疗还能对肥胖的某些并发症如糖尿病、脂肪肝等有良好的治疗作用,如果不增加体力活动而只是一味地控制摄入饮食中的热量,患者则将不可避免地要长期忍受十分严重的饥饿之苦,以及其他心理上的负担。同时可能会较多的组织蛋白丢失,对机体健康造成不良影响。再则,原已较低的基础代谢率将会变得更低,以至于对体质带来更为有害的不良反应。因此,往往单纯的饮食减肥难于坚持下去,治疗也就难免以失败而告终。

肥胖的治疗要持之以恒,长期控制热量摄入和增加热量消耗,彻底纠正热量高代谢状况,才能达到理想的治疗效果,不能坚持、怕麻烦是很多患者治疗失败的一个重要原因;必要时要辅以心理治疗,向患者讲明只要坚持营养治疗,体重是可以减下来的。有时一个人治疗很难坚持,可以采用团队的形式一起治疗,患者可以在一起交流心得、体会等,并采用奖惩分明的激励手段,形成一种良好的氛围和养成健康的习惯。

还要注意的是饮食治疗的过程中要合理搭配营养素,不能偏食,否则,可能导致营养素的摄入不全,引起新的疾病。目前常用的饮食治疗方法包括:改变热量吸收状态,不平衡的低热量饮食,全部禁食及调节性禁食法,均衡低热量饮食法,超低热量饮食,改变摄食行为等方法。由于每千克身体脂肪含热量 31 350 kJ(7 500 kcal),因而如果每天热量负平衡达到 2 090 kJ(500 kcal)则每 15 天可使体重减轻 1 kg。热量过低患者难以坚持,而且可引起衰弱、脱发、抑郁、甚至心律失常等,有一定危险性。一般所谓低热量饮食指每天 62.7~83.6 kJ(15~20 kcal)/kg IBW,极低热量饮食指每天<62.7 kJ(15 kcal)/kg IBW。减重极少需要极低热量饮食,而且极低热量饮食不能超过 12 周。

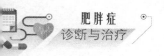

饮食治疗主要包括哪些方面

　　饮食治疗主要包括以下几个方面:①合理控制热量,每日的热量摄入要达到负平衡,即摄入的热量要少于消耗的能量;②限制脂肪、糖类(碳水化合物)及食盐和嘌呤的摄入;③保证饮食有足够的维生素和矿物质的供应;④合理的烹调方法及规律的餐次。

　　推荐的饮食结构为:饮食的合理构成极为重要,须采用混合的平衡饮食,糖类、蛋白质和脂肪提供能量的比例,分别占总热量的 60%～65%、15%～20% 和 25% 左右,含有适量优质蛋白质、复杂糖类(例如谷类)、足够新鲜蔬菜(400～500 g/天)和水果(100～200 g/天)、适量维生素和微量营养素。避免油煎食品、方便食品、快餐、巧克力和零食等,少吃甜食,少吃盐。适当增加膳食纤维、非吸收食物及无热量液体以满足饱腹感。减少食品和饮料中能量的摄入;减少总摄食量;避免餐间零食;避免睡前进餐;避免暴饮暴食;能量限制应该考虑到个体化原则,兼顾营养需求、体力活动强度、伴发疾病以及原有饮食习惯。

如何合理控制热量

　　合理控制热量就是要根据目前的体重、身高、标准体重,制定合适的食谱,限制每日的总热量,使每日摄入的总热量低于机体实际消耗热量,循序渐进,逐步降低,直至体重恢复到正常水平。根据2013年AHA的减重的饮食干预指南提示,对能从减重治疗中获益的超重及肥胖患者,应开具饮食处方降低其热量摄入,作为综合生活方式干预的一部分。可采用下列任一种方法来减少食物及热量摄入。

(1) 女性与男性每天的热量摄入分别控制在5 016～6 270 kJ(1 200～1 500 kcal)和6 270～7 524 kJ(1 500～1 800 kcal),并根据其体重适当调整热量摄入水平。

(2) 每天使其热量摄入减少2 090 kJ(500 kcal)或3 135 kJ(750 kcal)。

(3) 处方有循证依据的饮食限制特定类型食物(高碳水化合物食物、低纤维食物或高脂肪食物)的摄入以通过减少食物摄入来达到减少能量摄入之目的。

饮食治疗时如何限制脂肪摄入量及摄入种类

由于饮食脂肪具有很高的热量密度,易导致机体热量摄入超标,尤其是在限制碳水化合物供给的情况下。过多的脂肪摄入还会引起酮症,这就要求在限制饮食热量供给的时候,必须将饮食脂肪的供给量也加以限制,尤其是需限制动物性脂肪。此外,因饮食脂肪具有较强的饱腻作用,能使食欲下降,为使饮食含热量较低而耐饿性较强,则又不可对饮食脂肪限制得过于苛刻。所以,肥

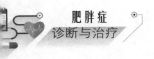

胖者饮食脂肪的供热量以控制占饮食总热量的 25％～30％ 为妥,任何过高或过低的脂肪供给都不可取。至于饮食胆固醇的供给量则与正常要求相同,通常每人每天少于 300 mg 为宜。

生酮高脂肪低碳水化合物饮食是否真的有益

国外曾经流行过多种生酮高脂肪低碳水化合物饮食,诸如好莱坞明星膳、梅澳膳、美国滑雪队膳及嗜酒者膳等。肥胖者在采用这些饮食的初期,均可使体重明显下降,而使人误认为是减肥有效;但这只不过是迷人的假象,这种体重减轻是由早期酮症所引起的大量水盐从尿中排出结果。正因为这样,最终不仅都不能达到所预期目的,而且还会导致高脂血症与动脉硬化的发生与发展;或者由于机体水分和电解质的过多流失,导致体位性低血压、疲乏、肌无力和心律失常;或者因酮症发展与肌肉组织损耗所致体内尿酸滞留,而导致高尿酸血症、痛风、骨质疏松症或肾结石;或者由于整个代谢性内环境的严重紊乱,使肾脏和大脑招致损伤,尤其是可使肾病患者的肾代偿功能进一步失调,甚至导致死亡,目前已不提倡这种极端的治疗方法。

如何限制糖类摄入

糖类(碳水化合物)饱腹感低,并可快速刺激胰岛素的分泌,增加食欲和促进脂肪的合成。中度以上肥胖者可有食欲亢进。低热量饮食中碳水化合物比值仍按正常或高于正常要求给予，则患者难以接受。此外，为防止酮症和出现负氮平衡，碳水化合物供给应控制在占总热量40％～55％为宜。碳水化合物在体内能转变为脂肪，尤其是肥胖者摄入简单糖后，更容易以脂肪的形式沉积。因此，应尽量少吃或不吃含简单糖食品，如蔗糖、麦芽糖、果糖、蜜饯及甜点心等。食物纤维可不加限制，以每人每天食物纤维供给量不低于12 g为宜。

蛋白质是否摄入得越多越好

肥胖就是热量摄入超标的结果，过多热量无论来自何种能源物质，都可引起肥胖，食物蛋白当然也不例外。同时，严格限制饮食热量供给，高蛋白质营养过度还会导致肝、肾功能损害，故饮食蛋白质供给不宜过高。对于采用低能饮食的中度以上肥胖者，其食物蛋白质的供给量当控制在占饮食总热量的20％～30％，即每4 184 kJ(1 000 kcal)供给蛋白质50～75 g为宜。其次，应选用高生物效价蛋白，如牛奶、鱼、鸡、鸡蛋清、瘦肉等。

饮食治疗有哪些需要注意的方面

饮食治疗还要注意以下几个方面。

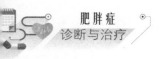
首先,必须保证饮食有足够而平衡的维生素和矿物质供应。为此,食物必须大众化、多样化,多进食蔬菜,蔬菜中含有丰富维生素,且热量低,并有饱腹感,切勿迷信时髦减肥食品,并切忌偏食。只要含热量低、来源分配得当,而且营养平衡,那么任何普通饮食都可成为良好的减肥饮食。

其次,还要限制食盐和嘌呤的摄入量,食盐能引起口渴和刺激食欲,并能增加体重。多食不利于肥胖症治疗,故每天摄入食盐为 3～5 g 为宜。嘌呤可增进食欲,加重肝、肾代谢负担,故对含高嘌呤的动物内脏应加以限制,如肝、心、肾等。

第三,在烹调方法上,宜采用蒸、煮、烧、氽、烤等烹调方法,忌用油煎、炸的方法,煎炸食物含脂肪较多,刺激食欲,不利于治疗。进食餐次应因人而异,通常为三餐,当然能增加次数更好。

住院的成年肥胖患者如何控制热量摄入

临床实践表明,住院的成年人,中度以上的肥胖者,当其每天饮食供热量超过 6 270 kJ(1 500 kcal)时,一般往往无效。故其热量限制常从 6 270 kJ(1 500 kcal)开始,以后再酌情逐步降至 5 434 kJ(1 300 kcal)与 4 184 kJ(1 000 kcal)。下面分别就 1 500 kcal、1 300 kcal、1 000 kcal 3 种热量供给的治疗饮食的食谱,按每日三餐加一次点心的要求举例如下,以供参考(1 kcal=4.184 kJ)。食谱中的瘦肉也可以用禽肉和鱼类代替。

每日 6 270 kJ(1 500 kcal)减肥治疗饮食参考食谱

早餐:淡豆浆(豆浆 250 g)

烤馒头片(馒头 35 g)、卤猪肝(猪肝 50 g)

点心:麦麸饼干 20 g 荷叶茶适量

中餐:米饭(标二粳米 100 g)

炒胡萝卜片(胡萝卜 100 g、菜油 5 g)

酱牛肉(牛肉 50 g)

拌豆芽(绿豆芽 100 g、麻油 3 g)

菜汤(小白菜 100 g、虾皮 10 g)

晚餐:米饭(标二粳米 70 g)

笋干烧肉(猪瘦肉 40 g、笋干 25 g、菜油 4 g)

芹菜炒豆干(芹菜 100 g、豆腐干 30 g、菜油 4 g)

菜汤(菠菜 100 g)

总热量 1 499.4 kcal、氮:热量为 1:120.92

蛋白质 77.5 g(20.7%)、脂肪 46.2 g(27.7%)

碳水化合物 193.4 g(51.6%)、食物纤维 7.8 g

胆固醇 307 mg、钙 714 mg

铁 45.9 mg、维生素 A 2 477 μg

维生素 B_1 1.39 mg、维生素 B_2 1.85 mg

维生素 PP 26.5 mg、维生素 C 96 mg

每日 1 300 kcal 减肥治疗饮食参考食谱

早餐:米粥(标二粳米 10 g)、烤面包片(面包 35 g)

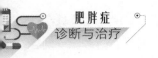
煮黄豆(黄豆 50 g)

点心:麦麸饼干 20 g 菊花茶适量

中餐:米饭(标二粳米 60 g)

猪肝炒洋葱(猪肝 50 g、洋葱 200 g、菜油 4 g)

拌豆腐(豆腐 100 g、麻油 2 g)

菜汤(冬瓜 40 g、海带 5 g)

晚餐:米饭(标二粳米 50 g)

莴笋炒肉片(莴笋 100 g、猪瘦肉 40 g、菜油 3 g)

拌豆芽(绿豆芽 160 g、麻油 2 g)

菜汤(小白菜 100 g)

总热量 1 299.2 kcal、氮：热量为 1：124.54

蛋白质 65.2 g(20.1%)、脂肪 40.8 g(28.3%)

碳水化合物 167.8 g(51.7%)、食物纤维 10.6 g

胆固醇 214 mg、钙 778 mg

铁 31.8 mg、维生素 A 1 541 μg

维生素 B_1 1.49 mg、维生素 B_2 1.69 mg

维生素 PP 20.6 mg、维生素 C 79 mg

每日 1 000 kcal 减肥治疗饮食参考食谱

早餐:淡豆浆(豆浆 250 g)、蒸南瓜(南瓜 300 g)

点心:麦麸饼干 20 g、绿茶适量

中餐:豆米饭(标二粳米 35 g、青豆 25 g)

汤类(小白菜 100 g、虾皮 5 g)

空心菜炒豆干(空心菜 100 g、豆腐干 35 g、菜油 3 g)

黄瓜炒肉片(黄瓜 125 g、猪瘦肉 30 g、菜油 3 g)

晚餐:豆米粥(标二粳米 20 g、赤豆 12 g)

卤猪肝(猪肝 50 g)

拌三丝(豆腐干 25 g、海带 10 g、西瓜皮 150 g、麻油 3 g)

总热量 997.4 kcal、氮:热量为 1:100.1

蛋白质 63.3 g(25.4％)、脂肪 31.8 g(28.7％)

碳水化合物 114.5 g(45.9％)、食物纤维 10 g

胆固醇 238 mg、钙 798 mg

铁 54.5 mg、维生素 A 2 069 μg

维生素 B_1 1.08 mg、维生素 B_2 1.73 mg

维生素 PP 18.3mg、维生素 C 134 mg

低脂肪高纤维减肥饮食参考食谱

第 1 次:燕麦片 75 g、富强粉 50 g、鸡蛋 50 g

茭白 125 g、豆油 10 g、盐 2 g

第 2 次:粳米 125 g、洋葱 150 g、豆干 60 g

豌豆苗 120 g、冬笋 180 g、豆油 15 g、盐 2 g

第 3 次:粳米 125 g、芹菜 150 g、带鱼 120 g

木耳 20 g、黄瓜 150 g、豆油 10 g、盐 2 g

总热量 2 223.2 kcal、氮:热量为 1:149.93

P/S比值 2.18、碳水化合物 332.7 g(59.8％)

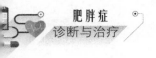
蛋白质 92.6 g(16.6%)、脂肪 57.9 g(23.4%)

动物蛋白 27.6 g(29.8%)、豆类蛋白 13.4 g(14.5%)

胆固醇 383.7 mg、食物纤维 21.6 g

钠 2 112.7 mg、钾 3 309.6 mg

维生素 A 1 246.1 μg、维生素 C 145.1 mg

维生素 E 57.8 mg

非住院肥胖患者如何控制热量摄入

对于非住院患者,特别是轻度肥胖者,通常无须另拟食谱,而只需根据饮食治疗原则,在原有饮食的基础上,首先严格控制零食、糖果和酒类,然后再逐步适当减少饭量,或其他高碳水化合物类食品和油脂的供给量,并适当增加体力活动即可。

由上可知,对于处在平衡稳定阶段的轻度肥胖者,为使其每月能稳步减肥 0.5~1.0 kg,除了严格限制零食、糖果、酒类外,只需要在原来的基础上,每天减少 25 g 粮食摄入和增加 15~20 分钟慢跑活动即可。对于处于向上发展阶段的轻度肥胖者,假设其平均每月增加体脂 0.25 kg,相当于摄入超标 7 524 kJ(1 880 kcal),那么每天还需再减少摄入或增加消耗 262 kJ(62.68 kcal)热量,亦即相当于再减少摄入 18 g 粮食或 7 ml 食油,或者再增加 36 分钟散步或 14 分钟快走。

改变热量吸收状态的常用方法有哪些

使人体对热量吸收处于不完全的状态,是降低体内脂肪重量的一种方法。可以选用实际上不能为人体吸收的脂肪代用品,如多聚蔗糖是一种制品,可以在饮食中代替脂肪,但不产生热量。过氟酰溴化物是合成的惰性化合物,可以覆盖在胃肠道的表面而阻止吸收;也有天然食物中的大分子物质制剂,如糖苷酶抑制剂,可以抑制碳水化合物的水解。但是这几种制剂的效果都不甚理想,且有一定的不良反应,因而没有被人们所接受。

目前认为最好的饮食治疗方案是什么

均衡低热量饮食法是目前认为最好的饮食治疗方案。该方案在设计上以中等度的热量供给,如 4 602.4~5 020.8 kJ(1 100~1 200 kcal),即可照顾到常量及微量营养素的供给。因而这种饮食可以持续食用几个月,而不需要额外的补充营养物质。在这个设计上,蛋白质的比例适当提高,每天 60 g,可占总热量 25%且为高生物效价蛋白质,碳水化合物为 20%,脂肪占 20%。这种饮食有足够的脂溶性维生素及必需脂肪酸。因为有一定的碳水化合物存在,故有抗生酮作用。若饮食的总热量在 418.4 kJ

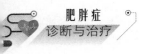
(100 kcal)以下,应供给维生素及矿物质的补充剂。即使每天总热量减少,也不应少于 4 184 kJ(1 000 kcal);同时必须在医生的严格监督下减体重。在这种饮食的食物组成中,应包括五类食物,即肉、禽、鱼类及其代用物,奶及其奶制品,还应包括谷类及其制品,蔬菜和水果、豆制品、烹调油。因为这种饮食可在一个较长时间内达到减重效果,故该饮食有较好的接受性,不会太刺激食欲,也不会压抑进食的兴趣,食物要适合患者的口味与习惯。同时应该有耐心和说服力。

如何改变摄食行为

改变人们胖是福的看法很重要,认识肥胖的不良后果,包括影响活动、引起疾病及缩短寿命。患者有了正确的认识,才有可能改变饮食行为。避免零食,进食时应端坐在餐桌旁,细嚼慢咽,集中精神在进食上,不看电视及书报类。此外,不狼吞虎咽地进食也很重要。应定时、定餐,选择食物时,应将高热量食物改为低热量食物。如果减重者自觉和自制,其效果会很好。如与有同一志愿减肥的肥胖者共同进食,可增加减肥的效果。但是减低体重不在于当时,或是在控制饮食的开始,因为在体重降低的初期,有相当一部分的水被排出。减重的重要效果在于维持所达到的成果。

预防肥胖比治疗更易奏效，也更有意义。关键在于及早采取措施防患于未然，并养成习惯持之以恒。最根本的预防措施是适当控制进食量，自觉避免高碳水化合物、高脂肪饮食，经常进行体力活动和锻炼，并持之以恒。预防肥胖应从婴幼儿开始，哺乳期婴儿提倡母乳喂养，孩子稍大后，培养爱活动、不吃零食、不暴食等良好的生活及饮食习惯。中年后机体热量需要随着年龄的增长而减少，与青年时期相比，40～60 岁应减少 5％～10％，60 岁以上减少 20％，大于 70 岁者则减少 30％。随着年龄的增长应及时调整日常饮食与作息，避免体内热量过剩，以预防肥胖。定时测量体重，按标准体重进行评价。

对孕妇加强营养教育，适当进行体力活动，不单纯为控制体重而限制饮食。孕妇每天至少应摄入 125.5 kJ（30 kcal）热量，方可合理利用摄入的蛋白质。正常孕妇在妊娠全过程体重增加约在 11 kg 左右最为理想，产科并发症最低。妊娠初 3 个月仅增加 0.35～0.4 kg，妊娠 4～6 个月间所增体重，主要为孕妇部分，妊娠 7～9 个月间所增体重主要为胎儿部分；在 11 kg 中约 10％为脂肪。如孕期体重增加过多，可致胎儿及母亲肥胖。出生后 6 周至 6 个月小儿体重增长速度，可作为学龄期是否肥胖的预测指标之一。文献报道，出生 3 个月内体重增加 3 kg 以上的婴儿，5～15 岁间将显著肥胖，产后母乳喂养，适当推迟添加固体辅食实际时

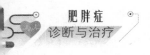
间,通常出生后 4 个月内不加,均有助于预防婴儿肥胖。随着我国经济逐渐富裕,独生子女比例的增长,应进一步加强营养卫生知识的宣教,使学龄前儿童建立平衡饮食的良好饮食习惯。

常用减肥食物有哪些

其实,没有真正的减肥食物,只是有些食物含能量较低,不容易引起肥胖而已,如五谷杂粮吸收缓慢,并含多种成分及纤维素,促进代谢;水果含水分较多,帮助稀释血液成分,含糖分较少等;蔬菜类食物含有丰富的纤维素,可促进肠道蠕动,保持大便通畅,同时具有低脂、低碳水化合物的特点,可提供丰富的矿物质。有些蔬菜还具有利尿作用,故具有良好的减肥作用,主要包括:黄瓜、冬瓜、南瓜、丝瓜、葫芦、萝卜、大白菜、小白菜、芹菜、菠菜、苋菜、莴苣、竹笋、扁豆、豆芽、茭白、番茄,其他如绿豆、玉米、豆腐等。但要记住,任何食物都是含热量的,吃多了不会减肥,反而会增加体重。所谓的减肥食品,不是有一定的药物成分,就是含人体难以吸收的成分,不可能长期作为食物来服用,也不可能坚持终生。

肥胖者为什么要进行运动治疗?
运动治疗有哪些好处

机体代谢率低,热量消耗不足是持续肥胖的基础,因此,运动治疗对于肥胖者尤为重要。运动治疗有许多益处:增加热量消耗,减轻体重,减少体脂含量,增加肌肉成分,增加心肺适应性,减少心血管病危险因素,改善胰岛素敏感性,增强自我舒适感,是最基本、最有效和不良反应最少的治疗方式,而且可以陪伴终生并易于人体健康和其他疾病的康复和治疗。

运动结合少量限制热量饮食有哪些好处

极限运动如果不辅以健康合理的饮食,会产生许多不利影响,如运动引起的营养和维生素缺乏,脂肪含量减少和肌肉关节的损伤,及机体代谢紊乱引起的乳酸蓄积,饥饿所致的酮症,严重的可引起贫血甚至神经功能异常。与单纯的极低热量饮食治疗相比,运动结合少量限制热量饮食容易执行和坚持,可改善心脏血管及呼吸功能,较少发生营养缺乏情况,可保持或增加身体肌肉含量,减少体脂含量,增高高密度脂蛋白胆固醇(HDL-C)水平,增加胰岛素敏感性,改善生理及精神状态,使肌肉韧带力量改善。

如何确定减轻体重的运动量

减轻体重的运动量常根据要减轻的体重数量及速度决定。很多学者提出每周减轻体重 1 磅(0.45 kg)较适宜;每周减轻体

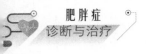
重 2 磅(0.9 kg)在医学上是可能接受的,但不宜超过,即相当于每日亏空 2 092～4 184 kJ(500～1 000 kcal),每周累计的热量短缺量为 14 630～29 260 kJ(3 500～7 000 kcal)。具体措施:可在 1 周内进行 3～5 次运动,每次运动持续 20～30 分钟,运动强度可采取最大吸氧量的 50%～85%或最大心率的 60%～70%,此种运动量被认为是刺激体脂消耗的"阈值",即每周运动的热量消耗量至少达到 3 762 kJ(900 kcal)。

如何选择合适的运动方式和内容

肥胖者因体重超重过多时,在运动中关节承受的压力大、移动困难、不稳定性及对热的耐受差等原因使运动受限。因此,对肥胖者参加运动的内容、方式及运动量掌握等方面需个别对待。

提倡采用动力型、大肌肉群参与的有氧运动,动力型有氧运动如走路、跑步、游泳、自行车等项;行走和跑步虽都具有方便易行的优点,但也具有耗时间、枯燥及下肢负担重等缺点。坐位或卧位骑自行车的运动中,下肢因不着地使膝关节的负担轻,且可调节运动量并在室内进行,但需要设备且有坐久或卧久后的体位不适,还有固定体位运动的热传导差及枯燥等问题。

国内近年来流行的舞蹈锻炼是一种良好的运动,配合音乐跳舞时不枯燥、老少皆宜,但集体进行时的运动强度不可能适宜于每个参加者。此外,还应注意预防在较硬的地面上运动,以免造成足和膝外伤。

提倡在水中进行运动,水中运动是减体脂的好方式,因水有浮力,使关节负担减轻,水中的静水压力作用于体表可使中心血容量增加。人在水中运动时体热容易消除。水中运动除游泳外,已发展到在水中行走、跑步、跳跃、踢水、水中球类游戏等多种运动。研究表明,在水中活动时人的中心血容量可增高 700 ml,中心静脉压增加 12～18 mmHg,心排血量及每搏量增加 25% 或更多,还可改善左心室功能,改善有氧运动能力,被认为是康复医疗和减肥运动有发展前途的一种运动方式。

为了简化和推广运动减肥,可把不同的运动内容和方式进行编排和搭配,将达到一定数量的热量消耗的运动处方输入电脑,供减肥者使用。运动的内容应以能引起减体重者的兴趣和长期坚持进行安排。对于儿童运动减肥时尤其应注意树立对完成运动的信心,并注意安全运动和创造良好的运动设施条件。

有哪些有效的中医减肥方式

从中医的角度来看,肥胖的成因有饮食不节,暴饮暴食损伤脾胃造成的,也有嗜食寒凉损伤脾阳,或好静恶动导致气血流动不畅,脾胃不和的原因,还有的肥胖是因为情志不畅致肝郁气机失调,影响了脾胃升降。这些原因进一步可以引起脾的运化失常。

当脾胃运化功能受到影响后,食物中的营养成分吸收和转化就会出现障碍,化为膏脂和痰浊,滞于组织、肌肤、脏腑、经络,

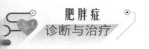

而致肥胖。肥胖形成之后,可见经络不通、血瘀、气滞、郁热和虚热等出现怕热,活动能力降低,甚至活动时有轻度气促,睡眠时打鼾。严重肥胖可伴有高血压病、糖尿病、痛风等临床表现。

经络不通、血瘀、气滞、郁热和虚热造成的肥胖,可以用中医减重的方式,通过疏通经络和改善脏腑功能进行调节。中医减重方法也有很多,例如中药、针灸、埋线、耳穴等,这些方法都有自己的特点,分别适合不同病情和行为模式的人群。

(1) 中药减重:中药是临床上最常用的中医治疗手段,也是常用的减重手段之一。通过健脾利湿,清利湿热,疏肝解郁和温补肾阳等方式可以改善脏腑功能,一方面可以清除体内的代谢产物,另一方面可以加强肝脾肾等脏腑功能。特别是对于身体偏虚的患者,例如有畏寒肢冷,少气懒言,寒湿较重等症状的患者,那么中药比较适宜。常用的中药有防风通圣丸、大柴胡汤和真武汤等。

(2) 针灸减重:针灸治疗肥胖症是以针灸针刺激人体有关穴位,通过中枢神经系统,来调节人体的内分泌以及食欲中枢等而达到标本同治的疗效。针灸可以纠正患者的异常食欲,从多方面抑制肥胖者亢进的食欲来达到减重的目的,此外,肥胖症患者的内分泌紊乱发生率极高,针灸能够有效调节内分泌紊乱,从而由利于肥胖治疗。但是针灸需要每天 1 次,来医院治疗,花费时间比较多。

(3) 埋线减重:目前针灸已经发展到更方便的埋线治疗,也就是说,根据病证特点,在穴位内放置一根很短的线体(1 cm),用"线"代替针灸针刺激穴位,进行经络疏通和脏腑调节。线体在体内可以逐渐吸收,在整个吸收过程中,线体刺激穴位相当于24小时都在"穴位按摩",所以其作用时间可以长达1~2周。因此,在治疗时只需要每1~2周治疗1次,比每天针刺治疗方便。

埋线不是手术,只需要用一根特制的埋线针,将线体注入穴位就可以了。没有特别的痛苦,材料在体内逐渐分解为二氧化碳和水,经代谢排出体外,没有任何药物副作用。埋线减重不仅绿色安全,不易反弹,而且节约时间。针对肥胖人群,穴位埋线可通过刺激人体相关穴位,疏通人体经络、改善机体代谢,达到减重的目的,既能治疗肥胖症又可调节经络、疏通气血,改善亚健康。

(4)耳穴减重:耳穴减重也是一种针灸减重方式。对于畏惧针刺特别适用,那么可以选择耳穴减重。耳穴减重法的原理是通过刺激耳朵上的相应穴位,改善相应脏腑的功能,达到抑制食欲、促进新陈代谢和防止脂肪的堆积的目的。其方法是在耳朵上选择一些与肥胖有关的穴位,贴上类似于耳钉的小小耳豆或揿针,同样可以达到减重的效果。缺点是需要每天按压,达到效果的时间稍长。

中医的减重方式,大多作用温和,很少有不良反应,同时还有改善亚健康的作用。但是,采用中医的减重方式也需要持之以恒,才能达到有效减重、促进健康的目的。

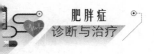

减肥的药物治疗

药物治疗的适应证有哪些

根据《中国成人超重和肥胖预防控制指南(试用)》,药物减重的适应证如下。

(1) 食欲旺盛,餐前饥饿难忍,每餐进食量较多;

(2) 合并高血糖、高血压、血脂异常和脂肪肝;

(3) 合并负重关节疼痛;

(4) 肥胖引起呼吸困难或有睡眠中阻塞性呼吸暂停综合征;

(5) BMI≥24 有上述并发症情况,或 BMI≥28 不论是否有并发症,经过 3～6 个月单纯控制饮食和增加活动量处理仍不能减重 5%,甚至体重仍有上升趋势者,可考虑用药物辅助治疗。

下列情况不宜应用减重药物。

(1) 儿童;

(2) 孕妇、乳母;

(3) 对该类药物有不良反应者;

(4) 正在服用其他选择性血清素再摄取抑制剂。

减肥药主要包括哪些种类

　　减重药物也是目前较为普遍接受的减重方法,尤其对于重度肥胖和致死性肥胖,其疗效仅次于代谢手术。一项 meta 分析通过对 50 多项研究 43 443 例患者分析显示,奥利司他、氯卡色林、纳曲酮-安非他酮、苯丁胺-托吡酯和利拉鲁肽相对于安慰剂的最大平均减重分别为 2.94 kg(60 周),3.06 kg(54 周),6.15 kg(67 周),7.45 kg(59 周)和 5.5 kg(65 周)。目前大多数的减重药物均为中枢性减重药物(奥利司他除外),或直接作用于中枢靶点,或对中枢系统有一定调控作用。减重药物的中枢靶点主要为多巴胺、去甲肾上腺素或 5-羟色胺受体,这些靶点在中枢的激活可以导致食欲减退、体重减轻,甚至能量消耗增加,但也同时是严重不良反应(如抑郁、自杀倾向等)发生的重要原因。在以上 meta 分析中也指出,奥利司他、氯卡色林、纳曲酮-安非他酮、苯丁胺-托吡酯和利拉鲁肽的 1 年停药率分别为 29.0%、40.9%、49.1%、34.9% 和 24.3%,药物不良反应为其中主要原因。

　　氯卡色林是一种选择性的 5-羟色胺 2C 受体激动剂。于 2012 年在美国上市,目前国内尚未上市。许多研究证据表明,氯卡色林可通过作用于神经系统达到减重的作用,包括提升饱腹感,减少食欲和进食动机。由于氯卡色林不激活 5-羟色胺 2A 和 2B 受体,因此避免了神经系统症状和心脏瓣膜疾病的发生。临

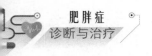

床研究显示,氯卡色林(20 mg/d)平均减重 4.5%～7.0%。Farr
等人通过对 48 名肥胖患者的 fMRI 进行研究,发现氯卡色林可
减少食物诱导的注意力系统(顶叶和视觉皮层)活动度的增加,
以及降低情绪和奖励系统(杏仁核、脑岛)的活动,从而达到
减轻体重的作用。此外,他们还发现基线状态下杏仁核活动
度的增加与氯卡色林的疗效密切相关,提示氯卡色林可能对于
情绪性暴食更为有效。氯卡色林常见的不良反应为头痛、眩晕、
恶心。

　　苯丁胺-托吡酯复方制剂于 2012 年在美国上市,目前国内尚
未上市。其中,苯丁胺是拟交感神经药物,可能通过上调多巴
胺、去甲肾上腺素和 5-羟色胺活性产生食欲抑制作用。托吡酯
是 γ-氨基丁酸(GABA)受体调节剂,其减重的作用机制尚不明
确。研究显示,超重和肥胖患者分别口服 7.5 mg/46 mg(低剂
量)和 15 mg/92 mg(高剂量)复方苯丁胺/托吡酯缓释剂治疗 1 年
平均减重分别达 7.8%和 9.8%,治疗 2 年平均减重分布达 9.3%
和 10.5%。但目前关于苯丁胺/托吡酯复方制剂如何调控中枢
活动研究尚不足。该药物的常见不良反应为感觉异常,头晕,消
化不良,失眠,便秘和口干。

　　纳曲酮-安非他酮为中枢性减重药物,它能够刺激多巴胺受
体,激活下丘脑食欲抑制的 POMC 神经元,并阻断对 POMC 神
经元上的 μ 阿片受体的抑制反馈,导致食欲降低和能量消耗增
加。2014 年于美国上市,中国尚未上市。据报道,在 28～56 周的
临床研究中,纳曲酮-安非他酮可使患者体重减轻 5.0%～9.3%。
恶心,便秘,头晕和口干是该药物常见的不良反应。此外,对于该药物,FDA 仍然保留关于自杀意念和抗抑郁药物相关不良反应的黑框警告。

利拉鲁肽是 GLP-1 受体的激动剂。2014 年利拉鲁肽 3 mg(用于减重)在美国上市,目前在中国仅批准其用于糖尿病的治疗。GLP-1 受体不仅存在于外周组织器官,还存在于中枢神经系统的下丘脑、髓质和顶叶皮质中。研究显示,GLP-1 能够通过血脑屏障,除了激活下丘脑 POMC 等抑制食欲的神经元,还可作用于奖励系统,抑制中脑腹侧被盖区和伏隔核的激活。据报道,在 56 周的随访中,利拉鲁肽能够减少 4.7%～6.1%体重。Farr 等人通过对 21 名 2 型糖尿病患者的 fMRI 进行研究,发现利拉鲁肽能够显著降低食物线索所致的注意力系统(顶叶皮层)和奖励系统(岛叶和壳核)的激活。利拉鲁肽常见的不良反应是恶心,呕吐,腹泻。由于利拉鲁肽需要皮下注射给药,治疗方便性欠佳。GLP-1 和葡萄糖依赖性促胰岛素多肽(glucose-dependent insulinotropic polypeptide, GIP)双通道激动剂也在研发中,初步结果显示其展现出更好的减重效果。

此外,还有许多作用于中枢神经系统的减重药物,由于严重的不良反应,如血压和脉搏增加、失眠、感觉异常、口干、抑郁、焦虑、便秘等,限制了这些药物的广泛应用。事实上,长期以来关于减重药物的安全性已经引起了全世界的广泛关注,许多减肥药如西布曲明,利莫那班,咖啡因,麻黄,苯丙醇胺等均已因安全问题下市。因此,关于减重药物的研究及临床应用,不可忽视其对中枢活动的影响。

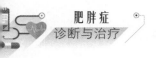

甲状腺激素减轻体重的机制是什么

甲状腺激素可促进能量代谢使体重下降(图 45),但只有在大剂量时才有明确的减肥作用,但大剂量应用甲状腺素可损害心血管系统,并加速蛋白质分解,可能引起肌病和骨软化,因此美国食品与药品管理局(food and drug administration, FDA)已正式提出,在甲状腺药物的标签上必须注明"不可用于减肥治疗"。但近年有学者重新评价了甲状腺激素在肥胖治疗中的价值,认为功能性的甲状腺功能减退或者三碘甲状腺原氨酸(triio-dothyronine, T3)抵抗可能是肥胖的早期表现,肥胖患者 FT3 的水平较正常人群的高,另外促甲状腺激素(thyroid stimulating

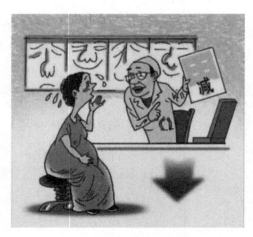

图 45 甲状腺激素可促进减肥

hormone，TSH)水平的增长程度与 BMI 的增长程度成正相关。选用可促进能量代谢的甲状腺素及其类似物可帮助肥胖患者减少脂肪,以达到减肥的目的,目前对于甲状腺激素受体调节剂的研究正在进行,但是尚未有确切有效的药物上市,有待进一步的研究验证。

同化激素类药物减轻体重的机制是什么

如苯丙酸诺龙等可通过消耗脂肪减轻体重,并增加蛋白质的合成。脱氢表雄酮可以增加代谢率、减少脂肪合成及沉积,增加蛋白质的合成,并可影响甲状腺激素的释放,从而减轻体重。但雄激素只能用于先天性和后天激素缺乏引起的脂肪组织过多,在儿童还会引起骨骺提前愈合,成人引起骨质疏松,一定要在医生指导下用于特殊肥胖患者。

生长激素减轻体重的机制是什么

生长激素对人类脂肪组织的发育具有重要作用,尤其是年龄在 20 岁之前的青年人。生长激素可抑制脂肪合成,促进脂肪分解,并加强肾上腺素的促进脂肪分解作用。儿童及成人的生长激素缺乏均可导致肥胖,因此生长激素在这类肥胖的治疗中具有很好的疗效。澳大利亚研究小组发现一种生长激素类似

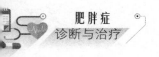

物,命名为 AOD9401,一方面特异性地增强脂肪分解酶的活性,促进脂解;另一方面,又直接抑制脂肪积聚,从而达到减肥效果。但是对肥胖个体来说,生长激素不能减轻体重,而是对内脏脂肪质量有影响,是治疗腹型肥胖的方法之一。

胰岛素样生长因子-1 减轻体重的机制是什么

研究发现,该因子缺乏可导致肥胖及轻度高脂血症,例如在 Laron 综合征(又称侏儒综合征,是一种遗传性生长激素受体分子缺陷造成的生长激素受体失活的综合征)的患者,这类患者由于生长激素受体缺陷,循环血中生长激素异常升高,而胰岛素样生长因子-1(insulin-like growth factor-1, IGF-1)水平很低。给这类患者每天皮下注射 $50\sim150$ $\mu g/kg$ 的重组胰岛素样生长因子,可显著减少患者皮下脂肪的含量,并降低血清胆固醇的含量,同时体重增加(由于肌肉及骨骼的含量增加所致)。胰岛素样生长因子-1 可直接增加脂肪分解代谢,并可降低胰岛素抵抗患者的血中胰岛素水平,增加胰岛素敏感性,这可能是其降低机体脂肪含量的原因。

脂肪酶抑制剂的减肥机制是什么

肠道脂肪酶抑制剂奥利司他可抑制脂肪酶的作用,而脂肪酶可将脂肪分子分解成较小的可吸收的甘油三酯,奥利司他抑制该酶从而减少脂肪的吸收。当采取较为平衡、热量稍低的饮食方式时,奥利司他能抑制大约 30％摄入脂肪的吸收。该药还可明显降低肥胖患者血清中总胆固醇及低密度脂蛋白胆固醇的含量,改善高密度脂蛋白与低密度脂蛋白的比例。

奥利司他具有较好的耐受性。但该类药物可影响脂溶性维生素的吸收,造成脂溶性维生素缺乏,故服用时须注意相关维生素的补充。近期临床研究还发现,奥利司他对伴有糖尿病的肥胖患者具有减低血糖的效果。奥利司他是目前通过药监局的监测已上市的减肥药物之一。其常见的不良反应包括油性斑点、胃肠排气增多、大便紧急感、脂肪性大便、脂肪泻、大便次数增多和大便失禁,随着食物中脂肪成分增加,发生率也相应增高,另外肝功能异常、过敏等表现也不能排除,因此需要在医生的指导下谨慎服用。

葡萄糖苷酶抑制剂能减轻体重吗

葡萄糖苷酶抑制剂阿卡波糖在小肠中可竞争性地抑制葡萄糖苷酶,降低多糖及双糖分解生成葡萄糖,从而降低碳水化合物的吸收、降低餐后血糖及血浆胰岛素水平,可在一定程度上减轻体重,但效果不是很明显。另外,由于分解吸收的障碍,糖类在小肠被细菌酵解产气增多,可引起肠胀气、腹痛、腹泻等,个别患者亦可出现低血糖反应。

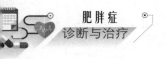

有哪些影响肠道吸收的药物可以减轻体重

如苏氯柠檬酸及其衍生物可抑制胃排空,从而影响消化吸收,并通过增加饱胀感而减少食物摄入。食用纤维中含有多糖、木质素、半纤维素、树脂和藻酸盐,可延长胃排空时间,减少营养成分的吸收,并可影响胃肠道激素的释放,增加排便等,从而产生减肥作用。

双胍类药物的减肥机制是什么

双胍类药物如二甲双胍是目前临床上最常用的治疗 2 型糖尿病的药物,由于其具有调节多重代谢紊乱的功能,现在也在临床上用于有代谢异常的肥胖患者,如非酒精性脂肪肝、多囊卵巢综合征及一些高胰岛素血症患者,它的主要作用机制目前仍不完全明了,可通过调节肠道对糖的吸收,降低肝糖输出、肝脏糖原的合成,增加周围组织对糖的利用、调节脂肪组织和肌肉组织对胰岛素敏感性,影响脂肪合成,抑制瘦素分泌从而抑制食欲等环节来达到减重的目的。

噻唑烷二酮类药物能减轻体重吗

噻唑烷二酮类为一类新型的治疗糖尿病药物,属于胰岛素增敏剂,目前临床上常用的主要有吡格列酮、罗格列酮,可增加肌肉和脂肪组织对胰岛素的敏感性,在降低血糖的同时,可降低血清胰岛素水平,改善脂质代谢,降低血中甘油三酯及游离脂肪酸水平,降低极低密度脂蛋白胆固醇(VLDLC)、低密度脂蛋白胆固醇(LDLC),促进脂肪氧化,对肥胖的糖尿病患者及单纯性肥胖患者均有辅助减肥作用,并可减少其发生心血管疾病的危险性,对具有胰岛素抵抗的肥胖患者也能产生一定的减肥作用。但该类药物在临床上可引起水肿,所以在部分患者可增加体重,并使心脏负担加重,故仅用于肥胖伴严重胰岛素抵抗的患者。

什么是 GLP-1 受体激动剂与 DPP-4 抑制剂

GLP-1,即胰高血糖素样肽-1(glucagon-like peptide-1,GLP-1),是一种由回肠内分泌细胞分泌的肠促胰岛素,主要作为治疗 2 型糖尿病药物作用的靶点,因其可抑制胃排空,减少肠蠕动,故有助于控制摄食,有减轻体重的作用。

DPP-4,即二肽酰基肽酶-4(dipeptidyl peptidase-4,DPP-4),可以迅速降解肠促胰岛素,为了使 GLP-1 更好地发挥作用,目前

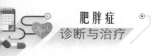

针对 DPP-4 抑制剂的研究已相对成熟。

GLP-1 类似物及受体激动剂已作为成品上市,其减重的作用已得到证实,但尚未将减重加入其适应证,并且因其价格较为昂贵,同时只有注射用的针剂,所以较难大面积推广。另外,DPP-4 抑制剂都是以口服药的形式生产,治疗 2 型糖尿病的疗效已得到大量临床试验验证,有较好的发展前景。

常用的中药减肥药有哪些

传统中药中具有减肥作用的药物有麻黄、山楂、大黄等(图 46),植物减肥药还有茶叶、可可等。植物减肥药的作用机制各不相同:如麻黄、茶叶等可通过兴奋中枢、增加饱腹感或增加热量消耗等达到减肥目的;山楂可降低血脂、减少脂肪利用;大黄可使小鼠胃开始排空时间延长,摄食减少,肠内容物移动速

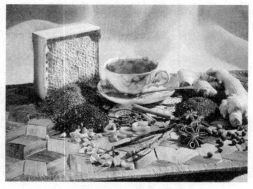

图 46　中药减肥茶

度加快,引起腹泻,减少脂肪吸收,同时作用于脂肪细胞,引起局灶性脂肪溶解;大黄尚具有降低血脂和血压的作用;可可通过增加饱感、减少胃肠道消化液的量,提高热量的生成等减轻体重。脂必妥为有效的降血脂药,可显著降低血清甘油三酯及低密度脂蛋白胆固醇,升高高密度脂蛋白胆固醇,其有效成分是红曲,已有报道用脂必妥治疗单纯性的肥胖症,收到良好的效果,其减肥作用可能与减少脂肪吸收有关。目前国内应用的一些减肥茶以多种中药成分合制而成,具有一定的减肥作用,不良反应较少。

什么是神经性贪食 ⊃━━

神经性贪食是一种进食障碍,又称暴食症,特征为反复出现难以自制的摄食欲望及暴食行为,暴食后因担心肥胖,常采取引吐、导泻、禁食等极端措施。其患者群主要是女性,发病年龄多在18~20岁。男性少见。此病可与神经性厌食交替出现,两者可能具有相似的病理心理机制及性别、年龄分布。

什么是神经性厌食 ⊃━━

神经性厌食与神经性贪食相反,表现为持续的食欲减退,无休止地减轻体重,惧怕体重增加,患者自我体象判断障碍,尽管体重已严重减轻,还是认为自己太胖。患者多否认自己有病,拒

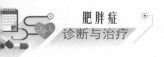

绝治疗。此病多见于 13～25 岁的女性青少年。在恢复期还会引起神经性厌食和暴食症,两种症状可同时或交替发生(图 47)。

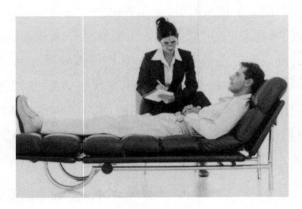

图 47　厌食

肥胖可导致的最常见的心理障碍是什么

最常见的是社交恐惧症。患者过分关注自我形象,因为肥胖而自卑,和别人交往时怕被人瞧不起,缺乏自信,从而导致在社交或公开场合感到强烈恐惧或忧虑。适当的减肥有助于减轻或消除社交恐惧症。

抑郁症与肥胖有何关系

抑郁症是一种常见的心理障碍,既可伴有食欲减退而导致消瘦,也可因进食过多、活动减少引起肥胖。此外,肥胖和减肥失败也可能导致抑郁症。因此,减肥医生在指导肥胖患者减肥的同时治疗抑郁症,可以取得事半功倍的效果。

哪些患者可以考虑外科治疗

随着减重代谢手术的不断发展,手术适应证的选择也在不断完善。最初的减重代谢手术仅用于肥胖患者的减重治疗,1991 年美国国立卫生研究院(National Institutes of Health,NIH)制定的减重手术指南,是以体重指数(BMI)作为主要确定手术治疗的标准,并限制手术治疗仅能用于重症肥胖患者。

随着减重代谢手术对肥胖相关代谢疾病(糖尿病、代谢综合征等)的治疗作用被发现,减重代谢手术的适应证也在不断扩大。目前减重代谢手术除了用于治疗单纯肥胖患者,对于糖尿病肥胖患者血糖经非手术治疗控制不佳时也可选用手术治疗。2011 年国际糖尿病联合会推荐,在药物治疗未能达到推荐目标时,特别是在伴发其他与肥胖相关的并发症时减重手术就可以考虑作为 T2DM 患者(BMI$\geqslant$35 kg/m^2)的治疗方法。2013 年,美国心脏协会、美国心脏病学院与成人肥胖管理协会联合发布指南,建议减重手术适用于 BMI>40 kg/m^2 或 BMI$\geqslant$30 kg/m^2 且存在肥胖相关并发症的成年人,特别是想减重但是通过生活干预无法达到减重目的的人群。到 2015 年,美国糖尿病协会、美国临床内分泌学家协会和美国大学内分泌临床实践联合发布糖

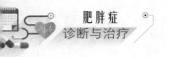
尿病综合治疗管理指南,明确建议 BMI≥35 kg/m² 的 T2DM 是减重手术的适应证,该标准目前也一直被沿用。

国内的减重代谢手术起步相对较晚,但为规范和推动减重代谢手术的发展,也制定了一系列相关指南,并且随着近年来减重代谢手术数量的增加和临床数据的积累及对减重代谢手术认识的不断深入,2019 年由中华医学会外科学分会甲状腺及代谢外科学组联合糖尿病外科医师委员会组织专家对指南进行了修订和更新。新版指南中推荐单纯肥胖患者手术适应证如下。

(1) BMI≥37.5 kg/m²,建议积极手术;32.5 kg/m²≤BMI＜37.5 kg/m²,推荐手术;27.5 kg/m²≤BMI＜32.5 kg/m² 经改变生活方式和内科治疗难以控制,且至少符合 2 项代谢综合征组分,或存在并发症,综合评估后可考虑手术。

(2) 男性腰围≥90 cm、女性腰围≥85 cm,参考影像学检查提示中心型肥胖,经多学科综合治疗协作组(MDT)广泛征询意见后可酌情提高手术推荐等级。

(3) 建议手术年龄为 16～65 岁。

对于存在 T2DM 的患者手术适应证如下。

(1) T2DM 患者仍存有一定的胰岛素分泌功能。

(2) BMI≥32.5 kg/m²,建议积极手术;27.5 kg/m²≤BMI＜32.5 kg/m²,推荐手术;25 kg/m²≤BMI＜27.5 kg/m²,经改变生活方式和药物治疗难以控制血糖,且至少符合 2 项代谢综合征组分,或存在并发症,慎重开展手术。

(3) 对于 25 kg/m²≤BMI＜27.5 kg/m² 的患者,男性腰围≥90 cm、女性腰围≥85 cm 及参考影像学检查提示中心型肥胖,经

MDT 广泛征询意见后可酌情提高手术推荐等级。

（4）建议手术年龄为 16～65 岁。

对于年龄＜16 岁的患者，须经营养科及发育儿科等 MDT 讨论，综合评估可行性及风险，充分告知及知情同意后谨慎开展，不建议广泛推广；对于年龄＞65 岁患者应积极考虑其健康状况、合并疾病及治疗情况，行 MDT 讨论，充分评估心肺功能及手术耐受能力，知情同意后谨慎实施手术。

肥胖症患者如何选择手术方式

20 世纪 60～70 年代开展的小肠旁路术是诱导全面的营养

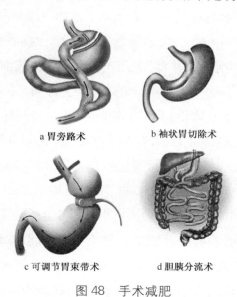

a 胃旁路术　　　　　b 袖状胃切除术

c 可调节胃束带术　　　d 胆胰分流术

图 48　手术减肥

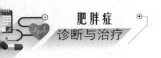
物质吸收障碍,术后体重减轻效果明显,但因常发生严重甚至威胁生命的并发症,目前不予推荐。目前较为成熟的手术有(图48):限制食物摄入量的袖状胃切除术;既限制食物摄入又诱导"倾倒综合征"的胃旁路手术。还有其他正在研究观察的手术,如选择性消化及营养吸收障碍的胰胆旁路手术及腹腔镜手术等。

如何评价胃旁路术

胃旁路术(gastric bypass, GB)也称 Roux Y 胃旁路术,是在胃底部形成一个容量为 20～30 ml 的胃小囊,将 Roux Y 空肠近端襻与胃小囊吻合,在其 40～60 cm 下方作空肠空肠吻合。该术式既限制了食物摄入量,又诱导食入碳水化合物后引起的"倾倒综合征",进一步限制"好食"患者的饮食习惯,从而使体重的减轻更加有效、持久。术后 1 年内,体重明显下降,术后 2～3 年体重维持在超过标准体重部分的 30% 水平。如按超过标准体重 45 kg 为病态肥胖标准的话,有 94% 的患者在术后 2 年内不再呈病态肥胖状态。据统计,15.1% 患者在术后 2～9 年内体重回升,其原因是部分患者想方设法多食、多餐高热量食物,或由于横行吻合钉脱落或重新开裂,食物从胃小囊排空加快所致。

尽管胃旁路术可获得较持久和有效的体重减轻,且无严重代谢障碍,其并发症却较袖状胃切除术为多。胃旁路术近期的并发症包括:病死率为 1.3% 左右,伤口问题最为常见,约 10% 术后小范围伤口感染,糖尿病患者中感染最多见。远期的并发症也较常见,包括:倾倒综合征、营养缺乏症等。另外,如胃小囊扩张、吻合口太大、吻合钉脱落,常需再次手术修复。

如何评价袖状胃切除术

腹腔镜下袖状胃切除术(laparoscopic sleeve gastrectomy, LSG),是在腹腔镜下将胃的大弯垂直切割,使胃形成一个袖状的小胃囊,容量约 100 ml,进而限制食物的摄入,达到减重的效果。此手术适用于高危和极重度肥胖患者,经过 6~12 个月可减重超重部分的 30%~60%。其早期和晚期并发症较低,并发症总发生率为 7.5%~8.0%。

袖状胃切除术与胃旁路术各有哪些优缺点

袖状胃切除术和胃旁路术各有优缺点(表 3),袖状胃切除术虽体重减轻相对较少,但手术简单,并发症少,平均住院天数少,越来越受到推崇;胃旁路手术虽减重程度显著,但手术较复杂,并发症特别是营养缺乏症发生较多。选择何种手术,应根据外科医生的临床经验、患者的肥胖程度和饮食习惯,使医患达成共识。

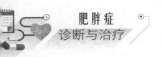
表 2　袖状胃切除术与胃旁路术比较

	袖状胃切除术	胃旁路术
减肥机制	限制食物摄入	限制食物摄入及"倾倒综合征"
手术操作	较简单	较复杂
减肥效果	多数稳定在超过标准体重的40%	较多稳定在超过标准体重35%
再次增重	较多	较少
早期并发症	较少	较多
远期并发症	少	较多
营养缺乏症	较少	较多

⊂ 还有哪些手术可用于肥胖症的治疗

（1）胰胆旁路术：该手术主要用于治疗超级肥胖患者。胰胆旁路术除了通过胃大部切除限制食物摄入量外，还使食物未经过胰胆液及大部分小肠消化液的消化、吸收而进入回肠远端，造成选择性消化及营养吸收障碍而达到减肥目的。本术式是减肥手术中最有效的手术方法，体重减轻迅速、持久，大部分患者至少减轻超重部分的50%。与其他常见手术比较，该术式是不可逆转的，不能恢复原来胃肠的解剖连续，有许多潜在的并发症。手术并发症有贫血、蛋白质营养不良、脂溶性维生素(维生素 A、维生素 D、维生素 E 和维生素 K)缺乏症及铁、钙、维生素 B_{12} 吸收障碍,因此术后必须口服或非肠道给予这些维生素和矿物质。该术式尚需进一步研究观察。

（2）胃内气囊放置术:1984 年,Garren 根据人工的胃石能产生饮食的饱满感,也能达到减少食物摄取目的,进行了胃内气囊放置术。在当时迅速被社会接受和广泛应用,几年内有几千个胃气囊放置胃内。后来因缺乏长期减肥效果观察,价格不合理（每年要花费 7 000 美元）,并发症多(梗阻、溃疡、穿孔等),后来被美国食品与药物管理局(FDA)禁止使用。

（3）可调节胃束带术:1983 年,Kuzmak 等最早实施开腹可调节胃束带术,已在全世界 40 多个国家推广,由于该类型手术患者可完全复原,手术简单、安全、可靠,也受到了一时的好评。该术式的减重效果尚可,术后 1 年可减重额外体重的 30%～40%,但术后体重复增的现象普遍,多数患者恢复到术前水平或甚至更严重,需要进行第二次手术,因此近几年已不再作为首选的术式。

外科手术减肥的手术禁忌证有哪些

主动滥用精神作用药物及精神病患者,为绝对禁忌证。另外,不能正确认识手术过程和手术效果,曾经有过严重抑郁症或自杀经历,也不适应进行手术治疗。对于下丘脑疾病引起的食欲亢进和不能控制进食的智障患者也不建议进行这类手术。

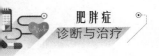

代谢性手术术后都有些什么并发症

代谢性手术术后常见的远期并发症主要有恶心呕吐、腹泻、倾倒综合征、胃食管反流、营养不良等(图 49)。因术后胃肠道结构的改变,尤其是胃旁路术后,倾倒综合征的发生较常见,应避免食用浓缩高糖食物,注意监测血糖。营养不良主要包括维生素、微量元素、蛋白质及电解质的缺乏,可以出现脱发、视力下降、头晕、乏力、皮肤干燥等。因此,术后应注意饮食营养的均衡,必要时辅以药物补充,定期到医院随访。

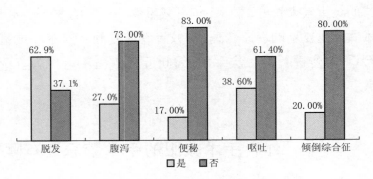

图 49　代谢性手术术后并发症

减重代谢手术对脂肪组织有什么影响

减重代谢手术最明显的效果是在手术后的第一年内减掉高

达一半的脂肪组织,同时改善全身代谢。减重代谢术后机体代谢的改善不仅与脂肪质量的减少直接相关,而且与不同脂肪组织库受到的影响程度有关。白色脂肪组织可分为两大类:腹腔内的内脏脂肪组织(visceral adipose tissue, VAT)和皮下脂肪组织(subcutaneous fatty tissue, SAT)。过量的 VAT 是 2 型糖尿病和心血管疾病的独立危险因素,与这些疾病状态的相关性比 SAT 强。大多数针对特异性脂肪组织的研究结果表明减重代谢手术术后最初的几个月里内脏脂肪和皮下脂肪均明显减少。通过磁共振影像比较患者减重代谢术前和长达术后 2 年的脂肪组织变化情况发现,大多数脂肪组织的丢失是来自于皮下脂肪组织含量的减少。但随着术后随访时间的进一步延长,研究发现这种脂肪组织的丢失主要是 VAT 含量的减少,这意味着减重代谢术后后期体重的下降包括 VAT 不成比例的下降。Faria 等人的一项研究强调了 VAT 的这一特殊意义,研究通过比较将 RYGB 术后 1 年代谢综合征患者和 2 型糖尿病缓解患者之间的代谢参数,发现即使 BMI 和 SAT 面积相似,VAT 含量也显著降低。

肥胖患者中还可以经常观察到肌肉组织内大量脂肪组织浸润,通过磁共振检查可以证实相关表现,Toro Ramos 等通过研究发现减重代谢术后肌肉间的脂肪组织也显著减少,突出了手术相关的体重减轻涉及不同脂肪组织不同程度的变化。另外,减重代谢术后大多数情况下,肝脏的脂肪变性也不再明显,这表明异位脂肪在肝脏的堆积消失。脂肪变性的消退对应于肝功能的显著改善和肝胰岛素抵抗的逆转。但当体重减轻,胰岛素抵

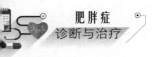

抗和脂肪因子模式正常化,肝脏脂肪变性仍持续存在时,应考虑独立于肥胖/代谢综合征的肝脏损伤。胰腺外分泌组织和内分泌岛内脂肪细胞浸润的减少是由于术后消化吸收或肠吸收的变化导致脂肪可用性降低。因此,减重代谢手术对机体的代谢改善不仅得益于脂肪组织总量的减少,而且还来自于机体不同脂肪组织的重新分配。

　　肥大的脂肪细胞减少是脂肪组织含量减少的主要特征。脂肪细胞的大小显著影响细胞内代谢功能。在多项研究中,较大的脂肪细胞与 2 型糖尿病和代谢疾病有关。脂肪细胞肥大和代谢功能障碍之间的联系的一个假定的机制包括诱导细胞缺氧作为脂肪细胞肥大超过氧的扩散距离,导致炎症和胰岛素抵抗。肥大的脂肪细胞还与脂肪组织在进食状态下以甘油三酯(TG)形式储存能量和在禁食期间释放游离脂肪酸(FFA)的能力降低有关。虽然肥胖人群中脂肪细胞肥大与代谢性疾病之间的相关性很强,但这种相关性是复杂的,且受环境影响。因此,在解释代谢手术后脂肪细胞大小的变化时需要考虑到这一点。脂肪细胞较小的体型偏瘦的人群在过度进食状态下会使机体代谢恶化更加严重,这表明在体型偏瘦的人群中,脂肪细胞肥大是有益的,也是营养缓冲能力的一种衡量标准。然而,在肥胖患者中,脂肪细胞肥大达到并超过脂肪细胞缓冲能力的阈值,导致脂肪异位沉积与外周组织。与这个概念一致,对于肥胖的人和小鼠极端肥大的脂肪细胞与肥胖的程度和相关代谢疾病相关。

　　目前有研究发现减重代谢手术术后脂肪细胞形态变小,并最终与对照组的脂肪细胞大小相当,而总脂肪细胞数并不减少。

当然相关研究数据仅限于SAT,因为人体VAT标本的获取仅有术后标本。在 RYGB 和 VSG 术后,肠系膜白色脂肪组织(WAT)中的脂肪细胞相对较小。关于减重代谢手术术后棕色脂肪组织(BAT)形态和功能变化,目前相关的研究相对较少。在 RYGB 术后,BAT 无论是绝对量还是相对量均明显增加。尽管减重代谢术后 BAT 的大小和活性增加,但总体的脂肪组织含量显著减少。相反在没有任何胃肠道旁路手术的情况下,行 SG 术和胃大部折叠术患者的 BAT 大小和功能无显著变化。近期有小鼠的研究表明,GLP-1 和 GLP-1 类似物可以增加 BAT 的大小和功能,刺激迷走神经传入神经元。类似的结果在上消化道 Roux-en-Y 胃旁路术和胆胰分流术中发现。因此,可以认为 RYGB 术后 BAT 大小和功能的增加是由于 GIP 和 GLP-1 分泌的增加。这一假设也得到了实验研究的支持:在肥胖小鼠中,在 RYGB 术后,BAT 体积和 IGF-1 水平平行增加,而在仅仅限制性减重手术后,脂肪组织的组成和代谢活性没有变化。因此,GIP 和 GLP-1 除了可以改善胰岛素的作用和抑制饥饿感外,还可以刺激 BAT 的大小和功能,导致脂肪组织代谢活性的增加。

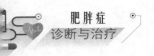

特殊人群的肥胖及处理

什么是儿童单纯性肥胖症

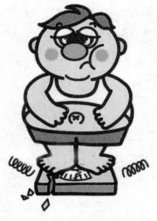

图50　超重

儿童单纯性肥胖症是与生活方式密切相关,以过度营养、运动不足、行为异常为特征的全身脂肪组织过度增生堆积的一种慢性疾病,排除先天遗传性或代谢性疾病及神经和内分泌疾病引起的继发性病理性肥胖,而是单纯由某种生活行为因素所造成的肥胖(图50)。

判断儿童肥胖的标准有以下几种:

(1) 以身高与体重的比例计算方法:有体重/身高、体重/身高平方。

(2) 直接以体重计。

根据世界卫生组织(WHO)制定的标准来判断:

体重超过同性别同身高标准体重的10%——超重儿;

体重超过同性别同身高标准体重的20%——轻度肥胖;

体重超过同性别同身高标准体重的30%——中度肥胖;

体重超过同性别同身高标准体重的50%——重度肥胖。

（3）按身高测体重。以同一性别小儿的身高为横轴,体重为纵轴作图,取其体重的第97、80、50、20及第3百分位数作5条曲线,同一身高小儿体重在第97百分位数以上者为肥胖。

（4）皮下脂肪测量。常用测定部位为左上臂三角肌中点,其次为肩胛骨下方(有人用脐周围,或以大腿前侧中点测量),测量后根据正常平均值判定肥胖程度,一般认为超过正常平均值的2个标准差为肥胖。

儿童单纯性肥胖的发病率有多少

儿童单纯性肥胖在不同国家、地区和民族之间有较大差异,一般在欧美发达国家中,肥胖症的发病率高达40％左右,发展中国家如巴西也高达16.7％。1986—1996年间我国全国单纯性肥胖症的总平均年增长率为9.1％。我国在1994年对长春市具有代表性的4所小学1～6年级(7～12岁)小学生6 509人次进行整群调查,其中男童3 324人次,女童3 185人次,肥胖检出率为11.43％。男童为14.38％,女童为8.35％。北京儿童医院内分泌门诊的统计肥胖占18.1％。逐年有上升趋势。

儿童期肥胖(图51)易发展

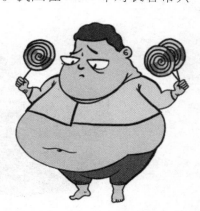

图51　儿童期肥胖

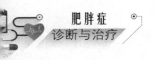

为成人肥胖症,文献报道,10～13 岁肥胖男孩 72％变为肥胖成人,正常同龄男孩 31％发展为肥胖成人。肥胖不仅在儿童期对健康构成严重威胁,还将影响其成年后的健康,成为高血压、糖尿病、冠心病、胆石症、猝死、乳腺癌、子宫内膜癌、月经不调、痛风的诱因。

什么原因引起儿童肥胖

(1) 不良饮食习惯、营养过剩(图 52):肥胖病的主要原因为过食,摄入的热量超过了消耗量,致使剩余的热量转化为脂肪而积聚于体内。有学者认为,肥胖也是一种与饮食行为密切相关的行为性疾病,进食的频率和次数,食物的选择和数量,烹调的方式等,都将影响热量的摄入量。肥胖儿童存在着许多易致肥胖的饮食行为特点,如进食速度快、狼吞虎咽、临睡前进食、看电

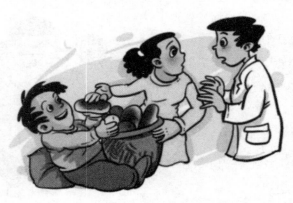

图 52　营养过剩

视时进食以及非饥饿状态下,因为视觉效应而进食等,爱喝含糖饮料及爱吃甜点心也是肥胖儿童的特点之一。众多的不良饮食行为使肥胖儿童每日平均热量摄入量明显高于正常体重儿童。

(2) 运动少:目前孩子的学习负担越来越重,加上父母对孩子较高的期望值,在正常学习之外,还要附加没有体力活动的音乐、字画之类的学习,这就是剥夺了孩子室外体力活动,更容易使过剩的热量转变为脂肪组织。再则,城市高层住宅的发展和现代小家庭结构,孩子有了自己活动房间,也促使孩子室外活动减少。现代科技的发展,使电视、游戏机等静止娱乐活动增加,更减少了孩子运动,有助于增加脂肪。孩子胖了就不爱运动,不爱运动更容易长脂肪,形成恶性循环。

(3) 遗传因素:临床研究和动物实验证明,肥胖小儿往往有家族发病史,如果双亲均肥胖,其子女肥胖发生率可高达70%～80%;双亲之一肥胖,其子代为40%～50%发生肥胖。

(4) 社会心理因素:孩子在学业上的超负荷,导致心理压力增加,产生紧张情绪。这会导致孩子通过过量进食来缓解紧张情绪。

(5) 中枢神经摄食区域病变:中枢神经调节因素在正常人体存在精密的能量平衡调节功能,控制体重相对稳定。动物实验证明,机体的饥饿感与胃酸分泌、胃蠕动、血糖及血中氨基酸水平等有关,控制中枢在下丘脑腹外侧核,而饱满中枢在下丘脑的腹中央核。在下丘脑之上有更高级的食欲控制中枢。肥胖患者上述调节机制失衡,而致机体超过正常需求,摄入过多。

(6) 其他诱因:①感染(尤其是轻度非细菌性炎症);②使用空调;③高龄母亲的子女;④生活在受到污染的环境中;⑤免疫因素。

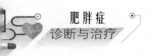
（7）病理因素：病理性肥胖包括库欣综合征、甲状腺功能减退、垂体功能异常等。因病理的原因，机体分泌过多异常的激素，从而导致肥胖，此类肥胖常常有较为典型的外形特征，需要及时到医院就诊，尽早干预。

（8）药物因素：长期使用糖皮质激素、胰岛素、氯丙嗪等，以及如氯雷他定等药物的不良反应，导致患者食欲亢进、多食而引起的肥胖。

儿童单纯性肥胖有什么特征

任何年龄小儿均可发生肥胖，但最常见于婴儿期，5～6岁和青春前期。

肥胖儿多数自幼食欲极佳，多食善饥，进食速度快、狼吞虎咽、临睡前进食、看电视时进食以及非饥饿状态下因为视觉效应而进食，爱喝甜饮料及爱吃甜点心等。外表和同龄儿比较高大肥胖，皮下脂肪分布均匀，面颊、乳部、肩部以及腹部较显著。四肢以大腿、上臂粗壮，手背厚，手指长而尖为特征。男孩因会阴部脂肪堆积将外生殖器遮埋，显得阴茎短小，常被误认为外生殖器发育不良，腹部皮肤可有紫色条纹，严重肥胖者在臀部外侧及大腿部皮肤也可见到同样紫纹。

肥胖儿骨龄发育较早，身高略高于同性别同年龄儿，肥胖儿的身高和年龄有关。一般认为13～14岁以后除个别发育仍高大外，大部分等于或略低于同性别、同年龄健康儿。肥胖儿一般发育较早。少数男孩外生殖器小、青春期延迟,女孩外生殖器多无异常、月经不延迟。肥胖儿智力正常,但性格孤僻,有自卑感,不好动。

儿童单纯性肥胖会引起什么危害

1. 对心血管系统的影响

单纯性肥胖症儿童的收缩压、舒张压、心率明显高于正常儿,肥胖症机体脂肪组织大量增加,致使组织的血管床增多,血液循环量及心排出量增加,心脏负荷加重,左心肥厚,随着肥胖程度的加重,血压逐渐升高。肥胖患儿往往有肾上腺皮质分泌增加,机体有一定钠、水潴留,这就更增加了血液循环量,加剧了高血压。由于肥胖儿体脂增加后,相对内脏组织缺氧,加之神经传导功能障碍,窦房结功能不稳定,心脏收缩力和顺应性下降,这不仅影响了儿童期心脏功能,而且由于这种顺应性降低很难随体重下降而恢复,为成年后心脏疾患埋下了隐患。

2. 对呼吸系统的影响

肥胖者胸壁的顺应性和可动性减低,与瘦者相比需要更大的努力才能使吸气达到负压。在未做额外的努力时,潮气量减少,结果有 CO_2 储积和嗜睡。肥胖者长期持续血容量增加及高血压,可致左心室肥厚。25%肥胖者在安静时有肺动脉高压,50%患儿在运动时出现,当夜间出现呼吸暂停时肺动脉高压加重,重者导致右室肥厚及肺源性心脏病。肥胖婴儿肺换气不足可能是呼吸系统疾病发病率增加的原因。

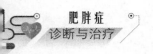

3. 对内分泌系统的影响

(1) 糖代谢紊乱:肥胖患儿家族中有糖尿病遗传基因者较易发生糖尿病。肥胖症糖耐量曲线呈高而延长的曲线。肥胖持续下去,胰岛素分泌增高,糖耐量逐渐下降,饭后2小时血糖高于正常,继之空腹血糖升高,先是饭后尿糖阳性,继之早晨空腹尿糖及24小时尿糖均阳性,成为明显糖尿病。

(2) 甲状腺功能:肥胖儿三碘甲状腺原氨酸(T3)、甲状腺素(thyroxine, T4)水平比正常儿降低,而促甲状腺释放激素(thyrotropin releasing hormone, TRH)正常。说明甲状腺功能有所降低。可能是由于肥胖儿体内β内啡肽增强,抑止了T3、T4的分泌。最终可能引起甲状腺功能减低症,并影响到儿童的最终身高。

(3) 性腺功能:肥胖症儿童的睾酮、雌二醇水平比正常儿童明显增高,其中雌二醇水平增高最为明显。研究表明肥胖儿童的性发育较正常同龄儿成熟早,性激素含量高。

(4) 生长激素:肥胖儿童伴有血脂水平的增高,血中酮体与游离脂肪酸(free fatey acid, FFA)生成的增加,对人体生长激素的分泌有强烈的抑制作用,使得肥胖儿童身高低于正常儿童。

4. 消化系统

近10年来许多学者认为单纯性肥胖者血总胆固醇、甘油三酯、低密度脂蛋白、载脂蛋白等升高与动脉粥样硬化的发生密切相关。研究发现,进入肝脏脂肪的量超过肝脏的酯化和氧化能力或肝脏合成低密度脂蛋白障碍,则肝脏合成的内源性甘油三酯就不能以脂蛋白形式进出肝脏,甘油三酯在肝细胞内外堆积,形成脂肪肝。儿童单纯性肥胖症伴有脂肪肝较为常见,尤多见于血脂升高者,且伴有血碱性磷酸酶(alkaline phosphatase,AKP)的升高,并可发展为肝纤维化和肝硬化。

5. 智力下降

在单纯性肥胖儿童中,大脑动脉收缩峰值血流速度、舒张期末血流速度和平均血流速度,明显低于正常非肥胖儿童;单纯性肥胖的儿童脑血流动力学发生改变,动脉血流速度减慢,单位时间内脑血流减少,从而引起脑组织缺氧,因此导致智力下降。

6. 儿童运动能力和应激反应能力低下

肥胖儿童的最大耐受时间、最大氧耗均低于正常儿童,有氧能力降低,使得肥胖儿童行动迟缓,进行体育活动时动作迟缓,降低运动能力。肥胖儿童由于身体反应迟钝,对各种应激反应能力低下,易于发生各种外伤、车祸等意外,易于发生骨折及严重的肢体受伤。

7. 导致心理问题(图53)

肥胖儿普遍因为体形变化产生自卑感、缺乏自信心、自我感

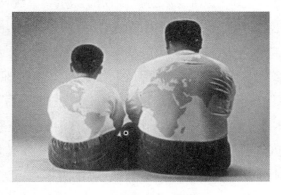

图53　肥胖引发心理问题

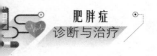
觉差、自我评价低、不愿意参加集体活动,这对于开阔视野,增长见识,提高分析问题、解决问题的能力都是不利的,久而久之,会越来越不合群,而形成心理障碍,表现为焦虑、孤僻等。

诊断儿童肥胖需做哪些检查

(1) 体重超过同性别、同年龄、同身高标准体重的20%以上,皮下脂肪测定按不同部位超过 2 个标准差者均为肥胖,可分轻度、中度、重度、极重度。美国肥胖预防与治疗指南推荐,采用体重指数(BMI)来诊断肥胖。

(2) 为除外症状性肥胖症需做以下检查:①血常规。嗜酸细胞计数(正常为 $50\sim300/mm^3$),单纯性肥胖症无明显改变,肾上腺皮质功能亢进时明显减少;②血糖、血胰岛素测定。糖耐量试验、胰岛素释放试验,单纯性肥胖症正常,少数呈糖耐量下降,评估胰岛素抵抗情况;③血或尿游离皮质醇测定。单纯性肥胖儿正常或略高,皮质醇增多症显著增高,昼夜节律消失;④测定 24 小时尿 17 羟类固醇及 17 酮类固醇值。单纯性肥胖症正常或略高,皮质醇增多症显著增高;⑤血钾、钠、氯测定。单纯性肥胖症正常,皮质醇增多症可出现低钾($\leqslant3$ mmol/L);⑥X 线检查。颅骨侧位片及腕骨片,单纯性肥胖者无改变;⑦全身脂肪扫描,判断全身脂肪分布情况,评估肥胖的类型;⑧生长激素测定;⑨其他。必要时可查血三碘甲状腺原氨酸(T3)、甲状腺素(T4)、促甲状腺激素(TSH),甲状腺吸[131]I 摄取率测定,腹部 B 超检查肾上腺有否肿瘤、皮质增生，垂体 MRI 检查垂体是否有异常分泌肿瘤等。

怎么预防儿童肥胖

一直以来，人们很少把小儿肥胖症视为疾病状态。而肥胖若不及时控制，常可并发高血压、脂肪肝、糖尿病，至成人后冠心病、动脉硬化、胆石症发病率升高，成为影响人类长寿的重要原因。同时，肥胖儿童存在着深层的心理冲突、压力和行为异常。此种损伤也成为肥胖控制难以持续和反跳的主要原因。因此，必须做好肥胖症的预防工作，肥胖症的预防必须从婴幼儿期做起，最好是从妊娠末期、新生儿期开始，正常儿童从此时期开始脂肪细胞增加，1 岁内迅速增长，5 岁内营养过剩最易引起脂肪细胞增生肥大。因此要向家长进行营养卫生知识的宣教，尤其是对独生子女家庭更要宣传如下观点，有效地预防肥胖应自儿童期开始。

（1）加强宣教。向家长宣传肥胖病并发症的危害及肥胖病的治疗方法，协助家长制定低热量饮食食谱。

（2）抓住导致肥胖的 3 个关键时期进行干预。

（3）孕后期母亲体重不要增长过快，新生儿体重 $\leqslant 4$ kg 为宜。

（4）提倡母乳喂养，辅食添加以满足小儿正常需要为宜，不要过分添加高热量、高脂肪食物，不要过早断奶。

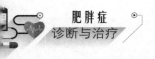
（5）养成良好的饮食习惯及饮食行为,不娇惯孩子,及时纠正不吃蔬菜的偏食习惯,睡前不给高热量点心及巧克力、糖果等。

（6）养成运动习惯。

（7）监测体重、身高、发现超重及早干预。

发生了儿童单纯性肥胖后怎么办

单纯性肥胖症是可防可治疗的疾病。治疗原则:①保持正常的生长发育速度。②保持良好的体格和锻炼肺活量。③增强身体的活动和运动能力。④在儿童时期养成良好的习惯和生活方式,保持身心健康。

1. 选用合适的饮食

提供既能减轻体重,又容易坚持并能促进生长发育的饮食。治疗单纯性肥胖症的重要环节是控制热量的摄入,使其低于机体本身的需要量,使患儿消耗自身储存的脂肪,获得一定的热量。一般需几个月的过程才能消耗 37.62 kJ(9 kcal)热量,减轻1 kg 体重,因此需长期控制饮食,才能收到疗效。应给肥胖小儿提供高蛋白低脂肪饮食。

此外,消化吸收蛋白质的热量高于碳水化合物,蛋白质应占总热量的 30%左右,方可保证减轻体重的同时,肌肉组织不致萎缩,并能维持机体抵抗力。每天热量应限制在 5 020～6 276 kJ(1 200～1 500 kcal),全部食物分为 3 餐及 2～3 次点心,早餐占总量的 1/3。饮食的数量应逐渐减少,使患儿易于接受。可根据每个小儿不同情况,决定其限量从多少开始。减少食物的速度应根据小儿接受的能力决定。

限制饮食后,主食不能满足要求时,应以蔬菜或食物纤维高的食品补充。蛋白质除蛋类、肉类、奶类之外,植物蛋白如豆类及其制品也可利用。并应供给足量维生素和矿物质。为小儿设计的食谱,应使家长和患儿易于接受,能确实促使体重减少,并能维持生长发育的热量和营养素。有位学者将饮食分为 11 类,每类饮食再分别归入绿、黄、红三组,绿色饮食可供患儿任意吃,黄色饮食适量吃,红色少吃或不吃。绿色食物是指每餐中热量少于 83.6 kJ(20 kcal)的食物,多为蔬菜和中性食物。黄色食物是每餐中供给 83.6 kJ(20 kcal)的食物,其中 4 种是主要的食品,如粮食类、奶制品、高蛋白食品如肉类和鸡以及水果。供给一定量的黄色食品能使小儿获得足够的营养。红色食品热量超过黄色食品,而营养密度低。在减低热量的同时,要强调给予肥胖儿的主要食物要平衡合理。因此,需要记录摄入的食物及所供给的 4 种基本食物的数量。限制饮食后,食物应多样化,既不要使小儿进食过多,又要使其对食物感兴趣。有时因减少进食量吃不饱或有饥饿感,常有偷着进食的现象。可适当短期使用抑制食欲的药物,如苯丙胺、二乙丙酸等。

2. 体育锻炼治疗、增加热量消耗

为了增加热量消耗,可选用容易坚持的运动项目。多数肥胖小儿因活动后易于气短而不爱动,为了增加热量消耗,应加大运动量,如晨间跑步、走路、踢球、做体操等。因为单独使用限制饮食的方法减轻体重效果不理想,辅以运动锻炼可以提高疗效,

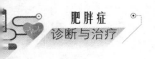

而生活式的运动比需氧运动易于坚持,对减肥疗效较好。运动对小儿减肥的作用比成人差,故对成人和小儿减肥需采用不同的运动方案。与成人比较,小儿坚持运动较难。观察衡量运动的效果期限需要在 12 个月以上。

3. 行为疗法

教会患儿及其父母管理的方法,给予一定的阅读材料,帮助他们了解、掌握治疗的主要信息,并有自我测试的题目和答案。在每一个疗程开始,给参加者测验上次内容中的 5 个问题,至少答对其中的 4 项,才能接受下一疗程。使参与者有自我监测知识,包括热量摄入、运动量和体重、活动,定期作总结。在治疗组内,鼓励参加者为其他家庭成员在饮食和运动方面起示范作用。制订减轻体重的指标,明确治疗的目标和具体措施。

综合以上饮食、运动、行为疗法,以 6～8 个月为 1 个疗程。前 9 周,每周访视 1 次,后 4～6 个月,每 2 周、1 个月、2 个月门诊 1 次。定期评价疗效,使体重尽早降至正常。体重正常后仍应长期坚持饮食控制,并定期称重,以免复发。

4. 药物疗法

对青少年一般不建议用药物治疗。

妊娠期肥胖

妊娠对妇女的体重有什么影响

目前,肥胖和超重已成为危害公众健康的一个社会难题,这其中女性多于男性。国际健康和营养协会调查表明:45%黑人妇女,32%～40%西班牙人和25%白人妇女患有肥胖;同时发现孕期体重增加过多(图54)是导致产后肥胖的主要原因,这一点已得到国际社会的公认。如何避免孕期体重增加过多及加快产后恢复已成为预防妇女肥胖的一个关键问题。

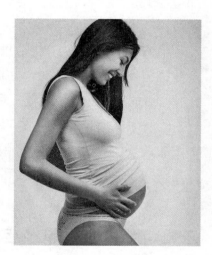

图54 孕期超重

妊娠期体重如何变化

整个孕期,随着胎儿的不断成长,母体也发生相应的变化。

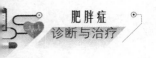

体重于孕 13 周前无明显变化,以后每周增加约 350 g 直至妊娠足月,同时体重约增加 12.5 kg,近年来由于生活水平的提高及妇女地位的改变有增长趋势。孕期体重增加与胎儿重量、发育及孕期延续密切相关,增加的重量包括胎儿、胎盘、羊水、子宫、乳房、血液组织间液、脂肪沉积等;整个孕期脂肪沉积是为了满足胎儿日益增长的营养需求及为产后哺乳作准备。当妊娠体重增加超过 12.5 kg 时,超过胎儿及自身的需要,脂肪沉积比例相对增加,导致产后脂肪沉积。

孕期体重增加过多,将给母亲带来较大的负担,对胎儿的安全性也构成威胁。孕妇易合并糖尿病、妊娠高血压综合征、妊娠合并心脏病等;巨大儿、新生儿呼吸窘迫综合征、肺透明膜病变、死胎的发生率相对增加。临产后胎儿宫内窘迫、肩难产、剖宫产率增加;产后子宫收缩乏力导致产后出血,切口脂肪液化 Ⅱ 期缝合,产后糖尿病、糖耐量异常、高血压等并发症相应增加。

妊娠期肥胖会引起产后肥胖吗

普遍认为,妊娠导致的体重增加与产后肥胖密切相关。调查发现,14%~25% 的孕母在产后至少增加 5 kg,她们在孕期体重增加超过 18 kg。一份来自国际母婴协会的调查表明,孕期体重增加超过 35 磅(15.89 kg)者在产后 10~24 个月内体重滞留超过 20 磅(9.08 kg);孕期体重增加相同的白人和黑人妇女,黑人较白人妇女体重滞留相对增多,产后较产前至少增加 20 磅

（9.08 kg）。早婚、早育的女性肥胖的概率增加。此外,高血压、脑卒中(中风)、冠心病、2 型糖尿病、心脏病的发病率,黑人妇女是白人妇女的 1.5～2.5 倍。

妊娠期肥胖为什么会引起产后肥胖

（1）热量摄入过多:Boardley 等通过对 121 名白人、224 名黑人进行孕前、孕中、产后的调查发现,她们孕期体重增加相近,但黑人妇女产后肥胖者居多。通过对饮食结构的调查发现,黑人妇女产后日均摄入热量为[(8 531.2±3 962.3)kJ][(2 039±947)kcal],而白人妇女为[(6 493.6±2 619.2)kJ][(1 552±626)kcal],其中脂肪摄入比例黑人和白人妇女分别为 41％和 38％。同时肥胖与饮食习惯、次数也有相关。

（2）活动减少:中国妇女在产后 1 个月内几乎卧床,除了必要的活动外,都在休息,而热量摄入过多,因此产后肥胖者比例较高。

（3）种族因素:各项调查发现,产后黑人妇女肥胖者偏多,与种族有密切关系。但在调查中发现,她们摄入热量也较多,因此,黑人妇女肥胖与饮食也密不可分。

（4）产次增加:多产孕妇体重增加较初产妇明显,有学者报道,每生产一次体重增加约 3.2 磅(1.45 kg)。

（5）社会因素:调查发现,对于那些住在农村及来自低产阶级的孕妇来说,其体重增加的危险性增加,这可能与受教育的水

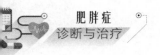

平及社会结构有关。

（6）内分泌因素：孕期肥胖导致产后丘脑、垂体功能失调，最常见的并发症为溢乳闭经综合征和多囊卵巢综合征。多囊卵巢综合征以多毛、肥胖、男性化、闭经为特征，实验室检查（黄体生成素/尿促卵泡素）＞3。

怎样在妊娠期预防产后肥胖

（1）调整饮食结构，限制过多热量摄入：孕妇消耗热量是为了维持四方面的需要，一是基础代谢；二是食物特殊动力作用；三是劳动（活动）耗能；四是供给生长及发育的需要（包括胎儿生长及孕妇本身构成新组织）。我国 1988 年修订的孕妇供给量标准为轻体力活动者孕早期每天 9 623.2 kJ（2 300 kcal），中、晚期 10 460 kJ（2 500 kcal），鉴于不同地区、劳动强度不同，有所增减。

我国人民膳食一般以摄入植物性蛋白质为主，对蛋白质的补充，营养学会建议孕中期每日增加蛋白质 15 g，孕晚期每日增加 25 g，若经济条件允许，尽可能使生物效价高的动物蛋白质，占蛋白量的 2/3 为好；同时注意多种维生素及微量元素的补充。

产后是恢复体形的关键时期，必须严格限制饮食。中国人比较讲究"坐月子"，产后卧床较多，活动少，进食高蛋白、高脂肪的食物较多，故容易出现产后肥胖。我国营养学会建议产妇每日摄入热量 3 347.2 kJ（800 kcal），蛋白质摄入量要比正常妇女多 25 g，脂肪摄入量占总能量的 25％～20％为宜。

（2）增加产后运动：产后腹壁和盆底肌肉松弛，容易发生尿失禁及便秘，必须加强盆底肌肉的锻炼。若产后一切正常，产后运动应于产后立即开始，适量的运动可帮助血液循环，子宫收缩，阴道及腹部肌肉的弹性复原，尽快恢复窈窕的身段。运动包括三方面：收缩子宫、防止子宫后倾；会阴部肌肉运动，防止小便失禁；腹部运动，加快腹部肌肉恢复。产褥期结束后，可在医生及有关人士的指导下，进行形体锻炼。

（3）加强母乳喂养：世界卫生组织（WHO）提出，2000 年实现婴儿 4 个月内纯母乳喂养率达到 80％。母乳含有婴儿出生后4～6 个月内所需的全部营养物质，既是婴儿最佳食品，又能防止婴儿患传染性疾病；同时母乳喂养有利于产妇尽快恢复到怀孕前的优美体形。在母乳喂养过程中，不断地消耗着孕期积存在体内的脂肪，而且还促使子宫尽快地缩复，同时母乳喂养能预防乳腺癌、子宫内膜癌及卵巢癌的发生；因此应大力提倡母乳喂养。

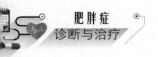

中年肥胖

什么原因导致了中年肥胖

（1）激素的失衡：中年肥胖常常是由于我们体内激素的不平衡而导致的。随着女性年龄的增长，特别是更年期，体内的雌性激素分泌量日益减少，胰岛素抵抗引起血糖升高，且容易造成脂肪的囤积。男士同样也有更年期及体内激素的变化。

（2）新陈代谢的减慢：随着年龄的增大，新陈代谢的速度将会降低，但我们同时却需要更多的能量来保持体温，因此我们会摄取更多食物，身体也因此肥胖起来。

（3）焦虑失眠：研究发现中年人普遍生活压力较大，情绪的焦虑容易引起失眠，而睡眠不足又是引发肥胖的重要原因之一。研究还发现睡眠不足的人普遍胃饥饿素（可引起食欲）分泌水平较高，而能够抑制饥饿感的瘦蛋白（一种激素）分泌水平较低。也就是说，习惯性睡觉少的人比睡眠正常人更容易感到饥饿。

（4）体育活动减少、生活不规律：工作应酬增多，不知不觉中食物及酒摄入过量。繁忙的工作及下降的机体功能使得体育活动明显减少，而摄入增加，导致热量在体内蓄积增加。

中年人如何减肥

（1）避免不必要的热量摄入：女人和男人到了更年期，变得易怒、沮丧、四肢乏力，常通过摄入食物缓解情绪，需选择其他健康的方式来改善情绪。

（2）改变饮食方式：如果感到饥饿，可以试着每隔几小时吃点少量的自然健康食品，即少食多餐。

（3）运动：多爬楼梯，多走路，少坐汽车等无碳生活方式。运动可以带动身体的新陈代谢，消耗更多热量；同时运动也能给我们带来轻松好心情，让生活快乐又健康。

中年肥胖有什么危害

对于男士来说中年肥胖具有严重的后果，肥胖者心脏病发病率是正常体重者的 2 倍，同时老年后患痴呆症的风险也更高。对于女士来说，肥胖者心脏病、癌症等病症更容易发作，还会引起自卑、沮丧的坏情绪，严重影响生活质量。

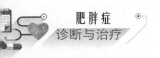

女性肥胖

女性对肥胖的错误认识有哪些

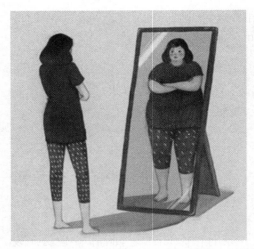

图 55　女性对肥胖的错误认识

女性对审美的要求和生理上的脂肪含量较多,使她们成为对肥胖最为在意的人群,要求最为迫切,但相对来说在女性人群中的减肥治疗又存在很多误区、缺乏科学性(图 55)。如靠禁食减肥、越瘦越美、过度运动等,因此就产生了厌食症、月经失调、营养不良等女性特有的减肥并发症。从生理角度来讲,女性的脂肪就比男性多,而且分布的部位和男性也不一样,而且现在认为脂肪组织是一个重要的内分泌器官,它可以分泌许多人体必需的激素,如瘦素等,对人体的发育、生育和生理活动等都具有重要的作用,所以对女性的体重要求是脂肪分布均匀,体重指数(BMI)为 19～23 就是理想的体重。鼓励正常进食、合理运动,而且女性多进食乳类和豆制品更有益处，因为豆制品含有植物雌激素，可以补充因年龄增长引起的雌激素缺乏并缓解其症状。

女性如何科学、正确减肥

食欲亢进、爱吃零食的肥胖女性，可考虑应用食欲抑制药物，如西布曲明，疗程以 3～6 个月为宜。体重可以减轻 5% 左右。也可以应用一段时间的芬氟拉明，上述药物必须在医生的指导下应用，并定期检查。对于以腹部和臀部脂肪蓄积过多，且患有高血压、心脏疾患或精神疾患的肥胖患者，可考虑应用奥司利他、双胍类药物抑制脂肪吸收，也可起到良好的效果。有些中年女性由于雌激素缺乏和停经也可以引起肥胖和水、钠潴留，可适当加用少量利尿药物，减轻水肿，并采用激素替代疗法，也可以减轻体重。部分女性患者由于妊娠或自身免疫引起甲状腺功能减退，也可以引起体重增加和肥胖，可以适当补充甲状腺素解除症状、控制体重。个别超级肥胖(BMI＞35)的女性可考虑手术治疗。

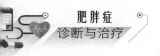

老年肥胖

——○ 老年人肥胖有什么危害

　　有句俗话叫"有钱难买老来瘦"，从一个侧面也说明老年肥胖对健康不利，多项研究也证明了这一点(图 56)。研究表明，60 岁以上的肥胖人群已达到了 1/4，老年肥胖人群中糖尿病、高血压、心血管病、痛风、关节炎等疾病的发病率明显高于非肥胖组，而且心肌梗死、脑卒中(中风)等发病后的病死率也提高。研究显示，一名体重达 90 kg 的人只要减重 9 kg，也就是其体重的5％～10％，就能大大降低患上心脏病和糖尿病等疾病的风险。

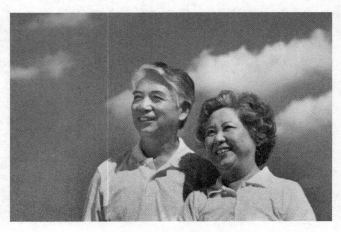

图 56　老年人肥胖

但老年人往往对肥胖的问题不太重视,很少因为肥胖问题到医院就医,多是在其他疾病出现时才就诊。老年肥胖的病因有很多,如老年女性的绝经后肥胖,孤寡老人的忧郁引起的肥胖或饮食过度,不活动导致的肥胖。

老年人如何减肥

老年人要强调合理的饮食搭配,少食多餐,多些种类,鼓励自己动手制作健康、货真价实的食物,如自己磨豆浆、包饺子,既养心又养身。除非严重影响生活的肥胖,否则不建议应用减肥药物。在应用减肥药时要慎重,避免应用抑制中枢神经、影响心血管的减肥药物。鼓励老年人养成多喝茶水的习惯,可少量饮酒(干红、黄酒)。药物方面可选用脂肪酶抑制剂或双胍类的药物,对肥胖的控制和其他代谢异常有一定的作用。在老年人的运动方面也很讲究,利用空闲时间多的优势,每次饭后都运动一段时间,但要避免运动时间过长和爬楼梯、登山等影响关节的运动,鼓励室外有氧的运动,养花养鸟的集体交流活动也是增加运动良好的方式。总之,对老年人来讲,生命在于不断的运动和保持良好的心态。

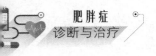

其他肥胖类型

什么是继发性肥胖

肥胖是指体内脂肪堆积过多和(或)分布异常、体重增加的一种慢性代谢性疾病。肥胖可作为某些疾病的临床表现之一，称为继发性肥胖，占肥胖发病率的5%左右。

在临床上，继发性肥胖可由多种因素引起，主要有先天性疾病和后天性疾病所致的肥胖，体重的增加是这类疾病的一种表现形式和其中的一个临床症状，如儿童常见的弗勒赫利希综合征(肥胖生殖无能综合征)，表现为肥胖、性腺发育不良和伴有其他先天性异常，如四肢畸形，视力、听力障碍等。后天性疾病包括 Cushing 综合征、丘脑疾病、原发性甲减、多囊卵巢综合征等。继发性肥胖一般有特殊临床表现，并能提示病因。

对于就诊的肥胖患者尤其是体重增加速度过快并伴有其他症状时，一定要彻底检查，找出病因，只有针对病因治疗，才能治愈或缓解继发性肥胖。

什么是下丘脑综合征及下丘脑综合征所致的肥胖

下丘脑综合征(hypothalamus syndrome)指由神经遗传性

疾病或其他继发损害(包括垂体肿瘤、外伤、感染和炎症、脑代谢性病、药物及精神性疾病)累及丘脑所致的疾病,临床上主要表现为内分泌代谢紊乱,可伴有自主神经功能失调,如睡眠、摄食及体温调节功能紊乱、性功能障碍、精神失常(包括嗜睡或失眠、情绪暴怒或情感淡漠、幻觉、精神失常)、癫痫等综合征。

人体丘脑有几个区域参与食欲的调节,这些区域一旦受损,患者往往表现为多食、肥胖,这可能与胃排空加快有关,也牵涉到体重调定点的重新安排,饮食过度多发生至体重达到新的调定点时为止。脂肪分布以面部、颈部及躯干部显著,皮肤细嫩、手指尖细、多伴骨骼过长,常伴性发育不良及智力不全。

什么是垂体前叶功能减退症

垂体前叶功能减退症指由于成人腺脑垂体不同性质病变,导致多种垂体前叶激素分泌不足,继发性腺、甲状腺、肾上腺皮质功能低下所致的疾病,主要临床表现为产后无乳或乳汁减少;体毛及阴毛、腋毛脱落或缺如,生殖器萎缩,女性表现为闭经、乳房萎缩,男性表现为性欲减低甚至阳痿;畏寒、反应迟钝、便秘、轻度肥胖、黏液性水肿、皮肤干燥、心动过缓、乏力、恶心、呕吐、食欲减退等。

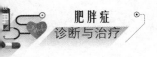

什么是垂体前叶功能减退症所致的肥胖

垂体前叶功能减退症引起肥胖的原因主要是继发甲状腺功能减退。当体内缺乏甲状腺激素时,细胞间液增多,自微血管漏出的白蛋白和黏蛋白的含量也增多,体液大量潴留在体内,导致黏液性水肿,此外皮质激素的水利尿作用减弱,加重了水钠潴留,导致体重增加。

什么是甲状腺功能减退症

甲状腺功能减退症简称甲减,是有多种原因引起的甲状腺激素合成、分泌或生物效应不足所致的临床综合征。早期可能为功能性的改变,如果没有及时的发现和治疗,就会造成不可逆的损害,如心、肝、肾功能的永久性损害和衰竭,严重的可以引起死亡。临床上甲状腺功能减退症以原发于甲状腺的疾病最常见。按起病年龄可分为三型,发病始于胎儿或新生儿者称呆小病,起病于青春期发育前者称幼年型甲减,起病于成年期称成年性甲减。婴儿及儿童患甲减,有明显的生长发育障碍,且伴有严重的永久性缺陷(包括智力减退);而成年型甲减,主要表现为黏液性水肿,经过治疗后症状可以完全缓解。

甲减的主要原因就是甲状腺激素的缺乏或生理效应减弱,

从而引发一系列临床表现,在不同年龄、不同阶段表现各异,且缺乏特异性,所以很容易误诊或漏诊,如儿童的记忆力不集中、年轻人的忧郁、老年人的心脏缺血和高胆固醇血症,都可能是甲减在作祟。

甲减的主要临床表现(图 57)有乏力、记忆力减退、注意力不集中,表情淡漠、脱发、裂甲、厌食、腹胀、便秘、怕冷、体重增加、皮肤发黄、性欲减退等。实验室检查可发现血胆固醇升高、贫血、高血压及甲状腺激素降低。影像学检查可发现甲状腺的肿大、变硬等局部改变。

对于症状缺乏特异性的不同年龄人群,我们要

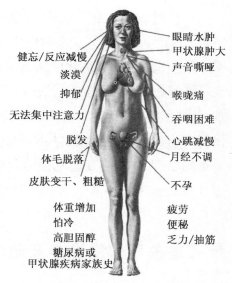

健忘/反应减慢
淡漠
抑郁
无法集中注意力
脱发
体毛脱落
皮肤变干、粗糙
体重增加
怕冷
高胆固醇
糖尿病或
甲状腺疾病家族史

眼睛水肿
甲状腺肿大
声音嘶哑
喉咙痛
吞咽困难
心跳减慢
月经不调
不孕
疲劳
便秘
乏力/抽筋

图 57 甲状腺功能减退的症状和体征

警惕甲减的可能:如儿童出现懒惰、学习不集中精力、成绩明显下降、面色发黄,就要加以注意。年轻女性尤其是分娩后女性出现情绪多变、抑郁,也要考虑到甲减的可能,我们听到的产后抑郁所产生的悲剧有时就是甲减所致;而老年甲减也不少见,但往往比较隐匿,发展到一定程度和出现严重的并发症时才得以确诊,如出现胸闷、心律失常、心包积液、尿血、尿蛋白等,有时以单纯的高胆固醇血症为表现。

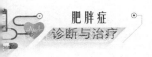
甲状腺功能减退症所致的肥胖有什么表现

甲状腺激素作用广泛,对全身各器官、系统的功能均会产生影响,作用之一是利尿。当体内甲状腺激素不足或缺乏时,细胞间液增多,自微血管漏出的白蛋白和黏蛋白的含量也增多,体液大量潴留在机体内,导致黏液性水肿,表现为面容臃肿,体重增加,并非脂肪组织增加。所以当甲减治疗缓解后,患者体重可以恢复到正常水平。甲减引起的肥胖不能靠减重来治疗,否则会加重病情,严重者引起心功能障碍和精神症状,应首先药物纠正甲状腺功能减退。

什么是皮质醇增多症及肥胖

皮质醇增多症又称库欣综合征,为各种病因造成肾上腺分泌过多糖皮质激素(主要是皮质醇)所致病症的总称。典型临床表现有满月脸、向心性肥胖、多血质外貌、紫纹及高血压等(图58)。本病多发于 20～45 岁,女性较多见。常见原因有肾上腺皮质增生、肾上腺皮质腺瘤和癌等。儿童患者以肾上腺癌多见,成年男性多为双侧肾上腺增生,女性患者多为增生或腺瘤,如男性化明显,常提示为肾上腺癌。

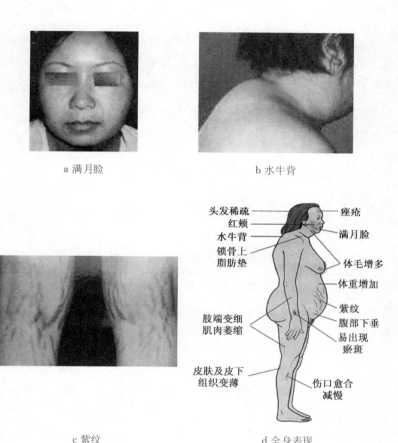

a 满月脸

b 水牛背

c 紫纹

头发稀疏
红颊
水牛背
锁骨上脂肪垫

痤疮
满月脸
体毛增多
体重增加
紫纹
腹部下垂
易出现瘀斑

肢端变细肌肉萎缩

皮肤及皮下组织变薄

伤口愈合减慢

d 全身表现

图 58　库欣综合征的临床表现

　　皮质醇对脂肪代谢的影响比较复杂,总的来说是动员脂肪,促进甘油三酯分解为甘油磷酸及脂肪酸,同时抑制脂肪合成,阻止葡萄糖进入脂肪细胞转化为脂肪。由于体内各部分脂肪组织对皮质激素的敏感性不同,出现面部、颈背、躯干部脂肪沉积增多,而四肢脂肪组织分布减少,形成典型的向心性肥胖。部分患

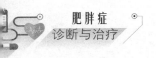

者可同时伴有盐皮质激素分泌增多,导致体内水钠潴留,体重增加。临床主要表现为满月脸、背如水牛、脸颈及躯干肥胖(向心性肥胖)、四肢瘦小,皮肤细嫩、变薄,面色红润,典型病例腹部及大腿内侧可出现紫纹(两端细,中央宽的粗大紫红色条纹)。

如何鉴别单纯性肥胖症与皮质醇增多症引起的肥胖(表 3)

表3　单纯性肥胖症与皮质醇增多症引起肥胖的鉴别

项　目	单纯性肥胖症	皮质醇增多症引起的肥胖
早期	无任何自觉症状	疲乏无力
脂肪分布	呈均匀性	呈向心性
皮肤紫纹	可有紫纹,大多为白色,有时可呈淡红色,较细	呈紫红或淡红色,形状为中央宽、两端细
痤疮	可有	明显
毛发增多	可有	明显
尿钙增多	无	有
低血钾性碱中毒	无	常有
尿 17-羟皮质类固醇	正常或轻度增高	明显增高
小剂量地塞米松抑制试验	常被抑制	不被抑制
血浆皮质醇	正常或轻度升高	增高
X 线检查	无异常	常有骨质疏松或蝶鞍扩大
CT	正常	垂体瘤或肾上腺增大或腺瘤

肥胖与其他疾病的关系

什么是更年期综合征

更年期综合征是指妇女在自然绝经前后或因手术摘除卵巢或放射治疗等原因破坏卵巢后,由于丧失卵巢功能而引起的一组综合征。更年期一般在 45～55 岁。主要临床表现为月经减少直至绝经,自主神经功能紊乱(包括阵发性面部潮红、激动易怒、焦虑多疑、潮热出汗、皮肤可有麻木感,部分患者有头晕目眩、精神不集中、记忆力减退),心悸,心动过速或过缓,血压波动性升高,骨质疏松,肥胖等。

更年期综合征为什么可引起肥胖

妇女更年期(图 59)由于卵巢功能衰退,卵泡分泌雌激素和孕激素减少,对下丘脑垂体负反馈抑制减弱,出现丘脑与垂体功能亢进,这种功能失调就容易出现精神和自主神经及神经内分泌功能紊乱,如缩胆囊肽、β 内啡肽减少,对饱食中枢的刺激作用减弱,交感神经系统不能适当活动,最终导致糖代谢失常,患者食欲亢进、易饥饿,进食较多引起肥胖。此外,脂肪代谢失常也是

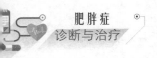

引起肥胖的一个因素。肥胖以腰、腹及臀部为主,有时伴有不同
程度水肿,并伴有血脂异常。

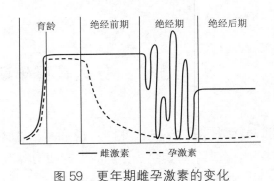

图 59　更年期雌孕激素的变化

什么是多囊卵巢综合征

多囊卵巢综合征是青春期及育龄妇女最常见的内分泌和代
谢紊乱性疾病,是一种以高雄激素血症、排卵障碍以及多囊卵巢
为特征的病变。目前认为其发病与胰岛素抵抗和丘脑-垂体-卵
巢调节功能紊乱有关。主要临床表现:月经失调、不孕、男性化
表现、肥胖及黑棘皮病(皮肤色素增生、角化过度、疣状增殖,以
颈后、腋下和会阴部最为明显,皮损为小的色素斑和天鹅绒状增
厚,多伴皮赘,以腋窝、腹股沟及阴唇多见,总有洗不干净的感
觉)等。

多囊卵巢综合征的治疗措施主要是改善胰岛素抵抗及降低
高胰岛素血症,包括饮食、运动和药物治疗三个方面。

（1）饮食治疗。低热量、低脂、较高碳水化合物及纤维素饮食有助于增进胰岛素敏感性，改善高胰岛素血症。肥胖者在体重减轻后，机体胰岛素敏感性有所提高。

（2）运动治疗。适当的运动可增加能量消耗，防止体重增加，促进葡萄糖的利用，增强胰岛素的效应。

（3）药物治疗

● 双胍类药物：可增强周围组织对葡萄糖的摄入、抑制肝糖产生并在受体后水平增强胰岛素敏感性、减少餐后胰岛素分泌，改善胰岛素抵抗。

● α葡萄糖苷酶抑制剂：该药能延缓碳水化合物在肠道的吸收，缓解餐后高血糖和高胰岛素血症。长期使用可降低血脂，降低血浆胰岛素和 C 肽水平，改善机体胰岛素敏感性。

● 噻唑烷二酮类药物：该药能增加葡萄糖转运子向细胞膜转位，促进胰岛素介导葡萄糖的摄取，增加胰岛素的敏感性，故又称胰岛素增敏剂。

● 血管紧张素转换酶抑制剂：其改善胰岛素抵抗的机制可能是通过舒血管作用，使得肌肉等组织的葡萄糖和胰岛素增加所致。

● 胰岛素样生长因子-1（IGF-1）：该药有类似胰岛素的作用。有报道人类重组的 IGF-1 可以降低因胰岛素受体异常而致的极度胰岛素抵抗综合征患者的血糖、胰岛素和 C 肽水平。

● 三价铬：该元素是人体必要的微量元素，机体缺铬可诱发糖尿病。无机铬增强胰岛素活性很小，而转变为有机铬后可明显增强胰岛素的活性。

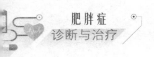

什么是多囊卵巢综合征所致的肥胖

　　研究显示,30％～75％的多囊卵巢综合征患者存在肥胖
(图 60)。由于丘脑垂体功能失常致垂体对丘脑黄体生成素释
放激素(luteinizing hormone releasing hormone, LHRH)敏感性
增强,垂体脉冲式分泌黄体生长素(luteinizing hormone, LH)增
加,血循环中 LH 含量升高,造成 LH 和卵泡刺激激素(follicle-
stimulating hormone, FSH)比例失常,卵巢合成类固醇激素异
常,致雄激素产生增多。由于雄激素过多或长期的雌激素刺激,
或其他内分泌、代谢紊乱和遗传特征,引起脂肪的堆积,不但腹

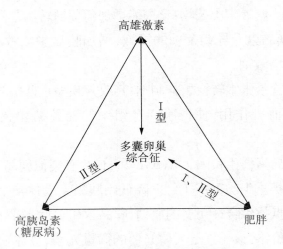

图 60　多囊卵巢综合征"病三角"

壁,而且腹腔内脏器官间也出现脂肪堆积,导致肥胖。肥胖的发生与多囊卵巢综合征的发生、发展存在相互促进的作用,高胰岛素也参与其中。

什么是胰岛素瘤及肥胖

胰岛素瘤是来源于胰岛 β 细胞的肿瘤,为最常见的胰腺内分泌肿瘤,占胰岛细胞瘤的 70%～80%,甚至更多。胰岛素瘤 90%以上为良性,男性多于女性,其比例约为 2∶1。临床研究发现胰岛素瘤患者约 95% 为单个腺瘤,97% 为良性肿瘤。其临床表现为反复发作低血糖,也是本病的特点,大都见于晨起、运动和劳累后,主要症状为清晨空腹时感饥饿、软弱、出汗、焦虑、紧张、手抖、脸色苍白、心动过速、血压偏高、恶心呕吐,严重患者发生意识蒙眬,定向力与识别力渐丧失、嗜睡、多汗、精神失常、言语不清,甚至明显的精神失常。久病者可致智力低下。有时可出现抽搐和癫痫大发作症候群。手术切除肿瘤是治疗胰岛素瘤的最佳选择。

胰岛素瘤患者约 40% 伴有肥胖。胰岛素瘤细胞分泌胰岛素属自主性,即不受高血糖刺激也不受低血糖抑制,虽血糖降至 2.24 mmol/L(40 mg/dl),仍有胰岛素分泌。反复发作的低血糖,迫使患者通过增加进食来缓解症状。食欲亢进加之高胰岛素血症使合成代谢增加,导致患者肥胖,脂肪分布呈普遍性,皮下脂肪丰满。

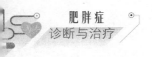
什么是遗传相关的肥胖综合征

　　部分肥胖尤其是在儿童发生的肥胖与遗传性疾病有关,要引起足够的重视,必要时要到专科医院就诊,明确诊断。这类疾病的特点是除肥胖外,常伴有其他系统和腺体的异常,具有多样性和多发性。主要与肥胖有关的遗传性疾病有以下几种:Achard-Thiers 综合征(阿查德-提尔斯综合征,又称长须妇女糖尿病)、小儿 Alstrom 综合征(又称先天性黑蒙、遗传性先天性视网膜病)、脑肥胖眼骨骼综合征、痛性肥胖综合征、弗勒赫利希综合征(肥胖生殖无能综合征)、假性肥胖生殖无能综合征、性幼稚色素性视网膜炎多指(趾)畸形综合征、肥胖多毛额骨肥厚综合征、Prader-Willi 综合征(低肌张力低智力性功能减退肥胖综合征)和 von Gierke 综合征(肝糖原贮积病)。

什么是呼吸暂停综合征与肥胖

　　呼吸暂停综合征,指睡眠时呼吸间隔超过 10 秒以上,打鼾与呼吸暂停交替出现,有时呼吸暂停时间可达到 2～3 分钟,每夜发作数次,长此以往,导致睡眠质量下降,脑部缺氧,判断能力、记忆力下降、脑功能障碍、易倦、晚上难以深睡、白天经常打盹,最后发展为高血压、肺动脉高压、心功能衰竭、低氧血症和高碳酸血症。

　　呼吸暂停综合征是肥胖病患者常见的一种并发症。研究显示,呼吸暂停综合征可有多种因素引起,大多与肥胖有关,60%以上的肥胖病患者有轻重不等的呼吸暂停综合征,而且体重指数越大,病情越严重,半数以上的肥胖人群夜间伴有习惯性的打鼾。发生这种并发症的主要原因是颈部脂肪过多堆积,气道松软,舌根后坠,使上气道易于塌陷,导致打鼾和呼吸暂停。而且肥胖患者体重增加,胸壁顺应性下降,肺通气不足,最后出现高碳酸血症和低氧血症。在伴有高血压的肥胖患者,病情可进一步加重,导致肺动脉高压、心力衰竭。

　　减重治疗是减轻呼吸暂停综合征的基本措施,应避免饮酒和服镇静剂,体重减轻10%,症状可明显改善,血氧饱和度可提高5%,因此对于肥胖伴有呼吸暂停综合征的患者,要积极控制体重,必要时进行手术治疗,防止病情的进一步发展。

哮喘与肾病儿童与肥胖有什么关系

　　哮喘与肾病儿童常应用长期大量的激素治疗,肥胖为激素使用的不良反应,大量激素会导致医源性皮质醇增多,经常会看到许多小胖子表现为满月脸、向心性肥胖、骨质疏松、走起路来气喘吁吁、抵抗力下降、容易感冒生病,长期激素应用还会导致食欲异常旺盛,最后会出现高血压、糖尿病等伴发疾病。

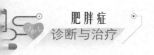

精神性疾病与肥胖发生存在什么关系

　　精神性疾病导致的肥胖主要与丘脑-垂体功能紊乱、不良生活方式和抗精神病药物有关。某些抗癫痫和抗精神病药物,如氯氮平、奥氮平等,在控制症状的同时,会引起严重的肥胖,使患者的生活受到了很大限制,从一定程度上降低了患者的生活质量。抗癫痫和抗精神病药物治疗所引起的肥胖主要是由于药物对脑内5羟色胺(5-hydroxytryptamine,5HT)和多巴胺系统的影响,促进了患者的食欲和吸收,降低了代谢率,另外,吸烟、运动不足、不均衡的膳食结构同样也推动了肥胖的发生。

什么是药物引起的继发性肥胖

　　现在临床上还有一种继发性肥胖需要引起重视,那就是药物引起的继发性肥胖。随着人们自我保护意识的增强和药物应用的普遍性,在治疗疾病的同时,也会带来不良的后果,肥胖就是其中的一个方面,严重的情况下会带来更大的危害。雌激素以及含雌激素的避孕药可导致肥胖,雌激素使人食欲增加,促进水钠潴留。肾上腺皮质激素类药物,如可的松、氢化可的松、地塞米松等,在有效治疗过敏性疾病、风湿病、类风湿病、哮喘的同时,也可使患者形成继发性肥胖。用于治疗精神分裂症的氯丙嗪、用于治疗结核的异烟肼(雷米封)、降血压药物利舍平,这些药物通过对丘脑产生化学作用,会使人的食欲增加。治疗糖尿病的药物,例如磺脲类药物和胰岛素,均能促进体重增加,使得药效降低,胰岛素用量增加。

如何防治药物引起的继发性肥胖

对于继发性肥胖,关键是预防,对于肥胖不能解释的现象,要及时就医,早诊断,早治疗。对于药物引起的肥胖,首先应在医生指导下合理用药,根据治疗的效果、疗程调整药物,最大限度地减少药物不良反应的发生。另外,提倡合并用药,尤其在糖尿病患者,应根据肥胖与否选择不同的药物,对于肥胖患者,首选不影响体重或能减轻体重的药物,对于体重不断增加的患者,加用少量减肥药物或胰岛素增敏剂会收到一举两得的效果,既可以控制体重,又可以减少降糖药物的用量。对引起水钠潴留的患者,少量应用利尿剂和补充适当的激素,也会达到治病减重的目的。抗精神病药物引起的肥胖处理是一个比较棘手的问题,因为抗精神病药物对脑内 5-羟色胺(5HT)和多巴胺系统的影响,促进了患者的食欲和吸收,降低了代谢率,很容易发胖。

首先在用药前,就应该提醒患者和家属,要控制饮食、多运动,防止肥胖的发生,同时,辅以适当的控制食欲和抑制脂肪吸收的药物,减重药物的应用要避免中枢性减重药对抗精神病药物的拮抗作用,多选用具有外周作用的减肥药物,如双胍类和脂肪酶抑制剂。

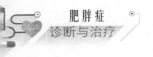

肥胖并发症

肥胖的常见并发症有哪些（图 61）

　　肥胖是许多疾病滋生的温床,近年来更加重视脂肪分布状态与肥胖预后的关系,即使是相同程度的肥胖,内脏型肥胖与皮下脂肪型肥胖比较,前者糖代谢紊乱、脂质代谢紊乱、高血压、冠心病、脂肪肝等疾病发病率高。这种内脏型肥胖的高度危险性已被公认,内脏型肥胖与多种疾病的发病有显著的相关性(图 62)。

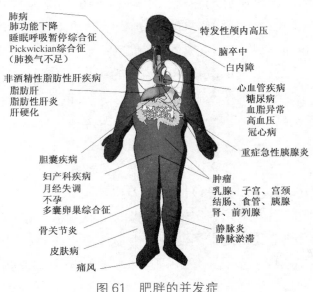

肺病
肺功能下降
睡眠呼吸暂停综合征
Pickwickian综合征
（肺换气不足）

非酒精性脂肪性肝疾病
脂肪肝
脂肪性肝炎
肝硬化

胆囊疾病

妇产科疾病
月经失调
不孕
多囊卵巢综合征

骨关节炎

皮肤病

痛风

特发性颅内高压

脑卒中

白内障

心血管疾病
糖尿病
血脂异常
高血压
冠心病

重症急性胰腺炎

肿瘤
乳腺、子宫、宫颈
结肠、食管、胰腺
肾、前列腺

静脉炎
静脉淤滞

图 61　肥胖的并发症

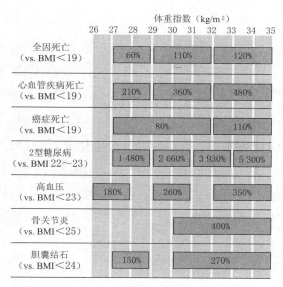

图 62　体重指数与疾病风险

（1）肥胖成人较非肥胖成人患冠心病危险增加。美国 NHT（Nurse' health trial）研究结果显示体重指数（BMI）＞29 kg/m² 的患者罹患冠心病的风险较 BMI＜21 者增加 3.3 倍。

（2）中心性肥胖对脂代谢异常有额外作用,BMI 和血清甘油三酯水平呈正相关,与血清高密度脂蛋白胆固醇呈负相关。

（3）肥胖与非肥胖者比较,其脑血管意外如脑卒中的发病率提高,表明肥胖者更易患脑卒中。

（4）肥胖是高血压的主要危险因素,肥胖相关性高血压患者也日益增多,有研究表明,大约有 65％～78％的高血压患者是由肥胖造成的,BMI 每增加 10％,收缩压平均升高 3.9 mmHg,与BMI 相比,反映中央型肥胖症患者指标（腰围和腹围）更能反映

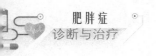

其与高血压的关系。

（5）此外，发生 2 型糖尿病的风险亦随 BMI 增加而增加。结果显示，女性 BMI<22 时，患糖尿病危险性最低，BMI>35 时，相对危险性高达 60%。体重增加，患糖尿病的危险性也增加。18 岁以后体重增加 20 kg，患糖尿病的危险性增加 15 倍。肥胖持续时间与口服葡萄糖耐量时血糖变化密切相关，肥胖时间不足 10 年，血糖无明显增加，肥胖时间 10～45 年，血糖呈线性增高。

（6）肥胖程度与胆囊结石的发生率呈正相关，NHT 结果显示：BMI<24，临床胆囊结石发生率为 250 人/10 万人年，当 BMI 达 30，发生率逐渐升高，BMI>30 发生率急剧升高。

（7）肥胖还与某些癌症的发病率增加密切相关，男性肥胖者主要是结肠癌、直肠癌和前列腺癌的发病率增加，而女性肥胖者子宫内膜癌、卵巢癌、宫颈癌、乳腺癌发病率增高。但肥胖与癌症的危险性关系并非呈直线上升。肺癌的发生率与 BMI 呈负相关。显而易见，随肥胖程度的增高，伴发疾病发病率也增加，同时体重变动导致的损害也不容忽视。

什么是阻塞性睡眠呼吸暂停综合征

阻塞性睡眠呼吸暂停综合征（obstructive sleep apnea syndrome，OSAS）是指每夜 7 小时睡眠过程中呼吸暂停及低通气反复发作 30 次以上，或呼吸暂停低通气指数（平均每小时呼吸暂停与低通气的次数之和）≥5 次/小时，呼吸暂停事件以阻塞性为主，伴打鼾、睡眠呼吸暂停、白天嗜睡等症状。OSAS 多见于中年以后，男性多见，肥胖(尤其是中心性肥胖)是其主要危险因素之一，体重超过标准 20％者中有 2/3 患有 OSAS，而大多数 OSAS 患者均为肥胖症，且 BMI 增高与病情严重程度密切相关。肥胖患者有45％～55％有打鼾，有些患者本人不知道自己有睡眠时打鼾和睡眠呼吸暂停，往往是同室居住的人观察到的。严重打鼾常伴发OSAS，习惯性打鼾者 32.9％有中度 OSAS，30.6％有严重 OSAS。

为什么肥胖患者常合并有阻塞性睡眠呼吸暂停综合征

肥胖患者脂肪堆积，颈部相对来说短、粗，上气道口径小，同时气道松软，使上气道易于闭陷，当呼吸气流通过狭窄的气道时，引起咽壁颤动，发生鼾声，鼾声大小与舌的位置有关，且受体位影响，卧位时软腭和舌根后坠，打鼾最易发生，且与呼吸暂停交替出现。睡眠时上气道狭窄可导致阻塞性睡眠呼吸暂停综合征(OSAS)发生(图63)，同时不可避免地出现打鼾，大多数患者在打鼾许多年以后才出

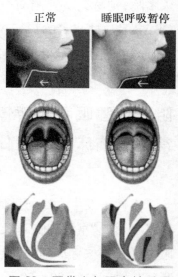

图 63　正常人与阻塞性睡眠呼吸暂停患者的舌咽特征

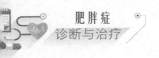
现 OSAS。高度肥胖患者由于体重增加,胸腹部的脂肪组织增多可能导致肺容积减少,胸壁顺应性减低,从而增加呼吸系统的机械负荷,结果使功能残气量(如呼气末肺容量)降低,特别是卧位时明显。低肺容量通气的一个重要后果是某些气道(尤其是位于肺底部的气道)在部分或甚至整个潮气量呼吸时处于闭合状态,结果导致肺底部肺泡通气不足,动脉氧分压降低,二氧化碳分压增加。

然而,大多数肥胖患者中枢性呼吸驱动代偿性增加,可维持正常的动脉血氧分压(PaO_2)和动脉二氧化碳分压($PaCO_2$),少数肥胖患者可出现慢性高碳酸血症、低氧血症,最终导致红细胞增多、肺动脉高压、右心室肥大,甚至右心衰竭。肥胖患者有白天嗜睡,则称之为肥胖通气不足综合征(Pickwickian 综合征),OSAS 是这些患者的特征,有些患者即使没有睡眠呼吸暂停,但睡眠时的通气不足可加剧其病程发展。

阻塞性睡眠呼吸暂停综合征常见的临床表现是什么

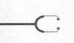

本病可发生于任何年龄,以 40~60 岁多见。其中 73% 患者有打鼾,为最常见的临床表现,打鼾常与呼吸暂停交替出现。睡眠呼吸暂停按标准指呼吸暂停持续 10 秒以上,但大多数患者呼吸暂停时间持续 20~30 秒,甚至达 2~3 分钟,每夜可发作数十至数百次,开始身体频繁翻动、上肢挥动或足膝屈曲,然后呼吸暂停持续 15～20 秒,接着突然惊醒或坐起或翻倒床下,甚至出现发绀,呼吸数次后症状好转,之后又入睡,有些患者可发生憋醒,憋醒后常感到心慌、胸闷或心前区不适、盗汗等。大多数患者心率呈周期性变化:呼吸暂停时心率 30～50 次/分,通气恢复后心率 90～120 次/分,少数患者可出现严重的心动过缓伴 8～12 秒停搏,或出现致命性的心律失常。由于夜间醒觉次数多、深睡少、睡眠间断、质量不好,患者晨起头痛,口干,白天嗜睡明显,记忆力下降,严重者可出现心理、智力、行为异常;并可有进行性体重增加。

阻塞性睡眠呼吸暂停综合征的危害是什么

阻塞性睡眠呼吸暂停综合征(OSAS)其实并不是睡觉打鼾那么简单,它是一种全身性疾病,临床表现为睡眠打鼾并伴有呼吸暂停和呼吸表浅,夜间反复发生低氧血症、高碳酸血症和睡眠结构紊乱,从而导致白天嗜睡,心脑血管并发症乃至多脏器损害,影响患者的生活质量和寿命。大量临床证据显示:OSAS 患者合并有神经系统方面的损伤,如脑血管疾病、中风和神经行为改变(如白天嗜睡、记忆障碍、认知障碍、情感障碍及抑郁等)。反复的低氧血症和脑灌注量降低是其主要原因。低氧还可引起体循环血管收缩,导致高血压,据统计 50％的 OSAS 患者伴有高血压,其特异性表现为睡醒初时血压增高,起床活动后恢复正常,以后进而发展成持续性高血压。

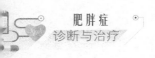

低氧也可引起肺血管收缩、肺动脉高压产生,发生率为10％～15％,中度 OSAS 发生率甚至达 44％,可致右心室肥大、右心功能衰竭。

此外,低氧可发生迷走神经性心动过缓、心肌缺血,可导致心绞痛、心律失常,甚至猝死。低氧还可刺激红细胞增生、血黏度增高,引起继发性红细胞增多症。

最后,高碳酸血症可加重发绀,并出现头面部静脉扩张,它可使头痛、头昏加剧,心跳增快,也加重精神神经症状。

肥胖合并阻塞性睡眠呼吸暂停综合征的治疗措施有哪些

超重的阻塞性睡眠呼吸暂停综合征(OSAS)患者首选的治疗措施为减肥,应控制饮食、戒烟、戒酒、避免服用安眠药物、增加运动,逐渐减轻体重。体重减低 10％,沉积在上气道周围的脂肪减少,使上气道管径增大,利于开放,能有效地改善症状,减少睡眠中呼吸暂停的次数和时间。改变仰卧位睡眠为侧卧位睡眠,适当抬高床头以维持上气道通畅为宜。必要时可给氧,解除低氧血症对大脑的损害。

药物治疗难以起到很好的效果,对于严重的患者,可采用正压通气、口腔正畸及矫治器治疗或选择手术治疗,目前较常用的手术有悬雍垂腭咽成形术和舌成形术,在危及生命的患者可选用气管造口挽救生命。

什么是高脂血症

高脂血症包括高胆固醇血症和高甘油三酯血症。世界卫生组织（WHO）制定了高脂蛋白血症分型，共分为六型，常见的三型高脂血症的脂质异常如下：①高胆固醇血症/ⅡA型——总胆固醇和低密度脂蛋白胆固醇水平增高，甘油三酯水平正常。②混合高脂血症/ⅡB型——总胆固醇、低密度脂蛋白胆固醇、甘油三酯水平均高。③高甘油三酯血症/Ⅳ型——甘油三酯高，总胆固醇正常或稍高，低密度脂蛋白胆固醇正常。

肥胖为什么容易导致高脂血症的发生

高脂血症是最常见的肥胖并发症，肥胖是影响血脂水平的主要因素之一，体重指数与血脂升高程度呈正比，肥胖中高脂血症的检出率为23％～40％，远远高于普通人群。肥胖易致高脂血症的原因主要是由于胰岛素抵抗。肥大的脂肪细胞膜上胰岛素受体对胰岛素不敏感，而且单位面积的胰岛素受体减少，肥胖时胰岛素敏感性可比正常减少5倍，而受体数可减少10倍。从而导致脂蛋白脂酶活性下降；极低密度脂蛋白（VLDL）合成和清除障碍，肝脏甘油三酯酶活性下降；低密度脂蛋白受体活性下降；高密度脂蛋白减少等。这是肥胖者脂代谢紊乱的主要原因(图64)。

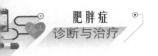

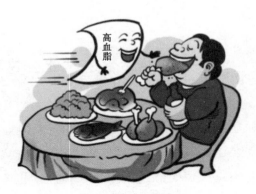

图 64　肥胖导致高脂血症

如何对肥胖合并高脂血症的患者进行非药物干预

　　非药物干预对肥胖合并高脂血症的控制有相当重要的意义。非药物干预的核心在于减重。当肥胖减轻后,胰岛素抵抗和高胰岛素血症的循环就会打破,高甘油三酯血症就会逐渐恢复正常。那么,如何进行减重呢?

　　首先,要对患者强化饮食指导,最基本的是限制脂肪、控制总热量摄入。饮食中以总脂肪含量少于 30％,饱和脂肪少于 10％为宜。

　　此外,运动不仅能帮助患者达到理想体重,而且能降低甘油三酯浓度,提高胰岛素的敏感性和增进糖耐量。最后,限制单糖食用和限制饮酒也有相当的疗效。

如何对肥胖合并高脂血症的患者
进行药物治疗

对于非药物干预无效以及严重的高脂血症患者,我们应当配合进行药物治疗。目前常用的降脂药主要有以下三类。

(1) 他汀类药物(HMGCoA 还原酶抑制剂),如辛伐他汀(舒降之),普伐他汀(普拉固),主要降低胆固醇。

(2) 贝特类药,如吉非贝齐,非诺贝特,苯扎贝特,主要降低甘油三酯。

(3) 烟酸类。

此外,部分中药对高血脂有一定的治疗作用。但是,患者应当谨记在医生的指导下合理用药。

为什么肥胖的人容易得胆结石

肥胖与胆结石的形成有密切的关系。流行病学研究显示肥胖是胆结石的易患因素。体重超过正常标准 12% 以上者,胆结石的发病率比正常人高 5 倍,尤其 40 岁以上的超重女性更是高发人群。

首先,大部分肥胖患者血中的甘油三酯和胆固醇持续处于一种升高状态,而多因素回归分析显示血清总胆固醇、甘油三酯

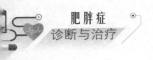

等增高是胆石形成的危险因素。其次,肥胖者 HMGCoA 还原酶一直处于较高水平,因此其胆汁常呈过饱和状态,但胆汁酸池正常,而使胆固醇容易结晶、沉淀。第三,肥胖者在减体重的过程中,若采用节食减肥,虽然能快速达到减肥效果,造成体内脂肪大量消耗,但胆固醇也会随之溢出,胆汁中的胆固醇增加导致沉淀,引发结石的产生。另外,进食高热量或高胆固醇食物者,胆汁中胆固醇排出量增多,使胆汁浓稠,容易在胆囊中沉积下来形成结石(图 65)。

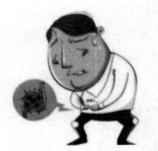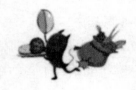

图 65　胆结石

肥胖和冠心病之间是否存在相关性

冠心病多见于 40 岁以上的男性和绝经期后的女性,急性冠心病事件(包括急性心肌梗死、冠心病猝死及各种类型的冠心病死亡)男性发病率明显高于女性,男女发病率之比为 1.9 : 1。男性发病年龄早于女性,发病率随年龄增加而增高。冠心病是动脉粥样硬化疾病中最常见的,具有高度致命性。美国人寿保险和流行病学的资料表明,肥胖有增加冠心病发病的趋势。MON-ICA 研究的中国部分明确了中国人群平均体重指数与冠心病的发病率及病死率呈正相关。Framingham 等的研究结果表明,肥胖人发生心力衰竭、脑梗死的危险是一般人的 2 倍。

为什么肥胖患者常并发冠心病

肥胖与冠心病之间的联系可能是由于肥胖同时存在心血管危险因素所致,如血脂异常、血压增高、葡萄糖耐量下降等。流行病学调查显示我国成年人随着 BMI 的增加,患心血管疾病的危险增大(图 66)。肥胖者摄取过多热量,在体重增加的同时,增加血胆固醇,并伴随血压的升高,使动脉粥样硬化病变加重。另外,肥胖者体力活动减少,当冠状动脉形成斑块后不易形成侧支

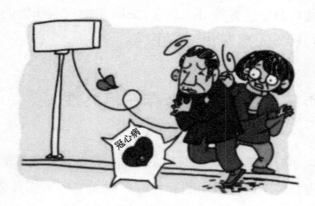

图 66 并发冠心病

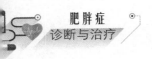

循环。再者,肥胖者由于心排血量增加而氧耗量增加,当运动时肥胖者的氧耗量将2倍于正常体重者,故肥胖者易发作劳力型心绞痛。

肥胖合并冠心病患者应如何进行早期干预

应该指出的是肥胖介导的心血管病危险的患病率增加,始于幼年。强调在较幼年开始减肥,降低幼童时期发生的高脂血症和高脂蛋白血症,对冠心病的预防具有重要的意义。具体措施主要包括:强化饮食管理,最基本的是限制脂肪,控制总热量;在心功能允许的条件下,适当运动能够帮助患者有效减重,并降低甘油三酯浓度。此外,对吸烟的患者应鼓励其尽早戒烟,对合并糖尿病的患者强调血糖控制,高脂血症的患者控制血脂,高血压患者使其血压达标等等。总之,采取药物或非药物的干预措施,尽量减少冠心病发生的危险因素。

肥胖和高血压之间是否存在相关性

多项研究提示,体重每增加5%,高血压的风险便增加20%~30%。流行病学调查显示肥胖者的高血压发病率男性为78%,女性为64%。日本的流行病学调查显示,伴随体重、体重比、皮下脂肪厚度或体脂的增加而血压上升,特别是缺少其他因素影响的年轻人,与肥胖的相关是明确的。我国的南北对比研究(北京与广州)或10组人群对比研究在人群间或人群内,无论是单因素或多因素分析,均证明了体重指数(BMI)偏高是血压升高的独立危险因素(图67)。我国对儿童和青少年的研究也表明,血压和体重的关系在儿童和青年期就已存在。北京地区对少儿肥胖和血压改变的8年随访观察表明,13岁肥胖少儿高血压发生率为14.3%,为同龄非肥胖少儿的3倍。肥胖与高血压均有家族性,对高血压易感者,肥胖促进血压升高。人群统计资料表明,体内脂肪增加10%,导致收缩压与舒张压相应平均升高6 mmHg和4 mmHg。随年龄与体重的增加,高血压危险性进行性增加。相反,体重下降常伴有血压下降。另外,肥胖与高血压的关系还与脂肪的分布有很大关系。成年人的肥胖主要表现为中心性肥胖、脂肪细胞增大,但其数目并无变化,中心性肥胖高血压患病率最高。

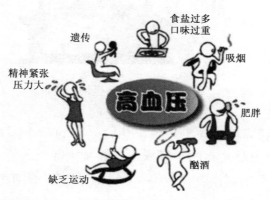

图67 高血压的病因

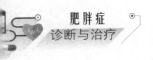
如何对肥胖的高血压患者进行早期干预

对肥胖者的高血压治疗,从限食和运动(图 68)疗法相配合的减重开始,如果减重有效而未获降压效果及不能减重者,要尽早进行药物治疗。早期非药物干预的主要措施包括如下几方面。

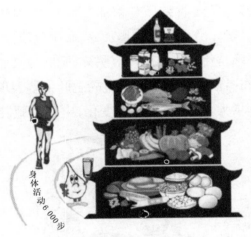

图 68　限食与运动

（1）减肥、控制体重。超重和肥胖是高血压的独立危险因素,减肥、控制体重有利于降低血压和减少降压药的剂量。其有效措施:一是节制饮食,减少每天的热量摄入,因肥胖者往往进食热量过高、过多的碳水化合物而引起交感神经兴奋;二是增加运动,消耗体内过多的脂肪,一般可采用慢跑、散步、游泳、体操等方法,减轻体重有利于降低血浆去甲肾上腺素及肾上腺素水平,这对于伴有高血压的肥胖患者尤为重要。

(2) 低盐饮食。对于高血压患者应采用中度限盐饮食,即每日摄入食盐为 1.5～3.0 g。低盐饮食对钠敏感性高血压患者疗效好,可提高降压效果,减少降压药剂量,但对钠抵抗的高血压患者效果较差。

(3) 限制饮酒。每日少量饮酒对血压影响不大,但每日饮酒量超过 40 g 乙醇(酒精)者,高血压患病率和脑卒中发生率大大提高。据统计,重度饮酒者脑卒中死亡人数比不经常饮酒者多 3 倍。由此可见,限制饮酒、提倡不饮酒和少饮酒,对高血压病的防治是有所裨益的。

(4) 体力运动。经常坚持体力活动可预防和控制高血压。多数研究指出,耐力性运动或有氧运动有中度降压作用,如快走、跑步、骑自行车、游泳、滑雪等。而无氧运动如举重、角斗等,降压效果不明显。

肥胖患者为什么容易得糖尿病

体重指数与 2 型糖尿病之间的相关性是毋庸置疑的。那么,肥胖患者为什么容易得糖尿病呢?其根源在于胰岛素抵抗。胰岛素抵抗被视为肥胖、2 型糖尿病、高血压、高脂血症及动脉粥样硬化的共同危险因素。大量研究证据表明,肥胖者存在着明显的胰岛素抵抗,表现为代偿性的高胰岛素血症,组织对胰岛素的

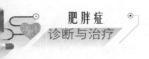

敏感性下降。而体重减轻后,机体胰岛素敏感性可以改善。

当然,仅以体重指数作为肥胖的参考指征也是不够的,因为脂肪组织的分布对其代谢起着决定作用。最近研究表明,腹型肥胖者内脏脂肪堆积与胰岛素抵抗关系更为密切。流行病学调查显示肥胖患者每年糖尿病的发病率为 8.4%～12.5%,是非肥胖者的 2 倍,而腹型肥胖者更容易发生糖尿病。内脏脂肪的增加是多种代谢性疾病如 2 型糖尿病的主要危险因素。

现在普遍认为肥胖是一种慢性炎症,脂肪组织是一个巨大的内分泌器官,可分泌多种细胞因子和脂肪因子,如肿瘤坏死因子 α(tumor necrosis factor-α, TNF-α)、瘦素等。肥胖时血液中游离脂肪酸、TNF-α、瘦素等细胞因子的水平升高,影响胰岛素信号转导通路的功能,使胰岛素刺激的葡萄糖摄取能力显著下降从而导致胰岛素抵抗。

如何对肥胖的 2 型糖尿病患者进行早期干预

对于肥胖伴 2 型糖尿病患者的治疗,也是应从饮食和运动入手(图 69)。

首先是饮食,要建立起节食意识,每餐不过饱,不暴饮暴食。饮食疗法是 2 型糖尿病的一项基本治疗措施,适当节制饮食可减轻 β 细胞负担,有利于糖尿病的控制。饮食疗法主要原则是限制总热量摄入,合理膳食,改善膳食结构和食量。各营养素分配比例为:"二高"(高碳水化合物、高粗纤维)、"四低"(低糖、低盐、低

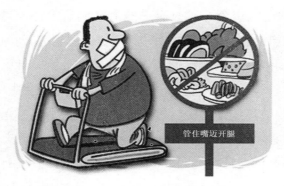

图 69　管住嘴，迈开腿

脂、低胆固醇）、"一平"（蛋白质）。合理选择食物，可选低脂肪、高蛋白食物，如瘦肉、鱼、虾、鸡、蛋、去脂乳类、豆腐、豆浆等，多选含维生素、无机盐、膳食纤维丰富的新鲜叶、茎、瓜类蔬菜以及粗粮。避免油腻食物，如肥肉、动物油、黄油。

其次是运动，它是 2 型糖尿病的一项重要治疗措施，对于糖耐量异常者、肥胖 2 型糖尿病患者无显著并发症者，每天餐后 1 小时中速步行、慢跑、健身操、自行车或游泳 40～60 分钟，每周 5～7 次。适度的体力活动可增加能量消耗，减轻体重特别是腹部、躯干的脂肪聚积，增加肌肉和脂肪对葡萄糖的利用，减少肝糖原分解从而降低血糖，增加胰岛素的敏感性，改善糖代谢异常，预防和减少糖尿病慢性并发症。2 型糖尿病患者病死率和致残率大多数是因动脉硬化所致冠心病、脑卒中（中风）和周围血管病变，而有规律的运动对冠心病的危险因素有防护作用，可改善的因素有血浆脂蛋白水平、高胰岛素血症、高血糖、某些凝血因子参数和血压。

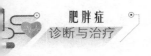
2型糖尿病患者运动时有一些潜在的危险性。当胰岛素分泌严重不足时,运动可使高血糖加重,易引起酮症,而对正在使用胰岛素或磺酰脲药物治疗的患者易引起低血糖。当患有微血管病变时,运动能使血管扩张力减低,毛细血管通透性增加,易产生蛋白尿。过度运动可使血压上升,增加视网膜出血的危险性。

总之,运动疗法必须按病情而定,对那些超重的2型糖尿病患者最有效,而血糖太高、胰岛素用量太大、有酮症、有严重心和肾并发症及高血压或伴发热、严重感染、活动性肺结核,运动疗法为禁忌。有微血管病变应慎重。运动量可循序渐进,由小运动量开始,待适应后再逐步增加至所应达到的目标。再者,为避免运动时发生不可控制的低血糖危险,2型糖尿病患者应做到认识低血糖反应的早期表现,携带葡萄糖片或高碳水化合物饮料,避免脱水并佩戴能表明其糖尿病身份的胸章、卡片或手镯。不建议晨起过度运动。

什么是黑棘皮病

黑棘皮病(acanthosis nigricans,AN)又称黑角化病,是一种以皮肤色素增生、角化过度、疣状增殖为特征的少见皮肤病。AN的临床分型有真性、假性、药物性、恶性及混合性5种。真性AN为单基因遗传疾病,常有家族史。假性AN可能与高胰岛素和胰岛素抵抗有关。药物性AN多与服用某些药物有关,如烟酸或皮质类固醇。恶性AN多与肿瘤有关,尤其是腺瘤。混合型多为许多综合征的一种皮损表现。假性 AN 主要与内分泌疾病有关,如肥胖。在不同类型的胰岛素抵抗综合征中,都发现患者伴有 AN。

A 型胰岛素抵抗综合征是由原发的胰岛素受体基因突变造成的一种严重胰岛素抵抗综合征,临床表现为极度胰岛素抵抗、高胰岛素血症伴或不伴糖耐量降低、AN、卵巢雄激素过多。B 型胰岛素抵抗综合征是指胰岛素受体自身抗体所致的胰岛素抵抗,主要表现为难控制的糖尿病、AN、卵巢雄激素过多。多数患者有系统性的自身免疫性疾病,AN 的发病与这些疾病也有关。伴有 AN 的肥胖患者血中胰岛素水平是不伴有 AN 的肥胖者的 2 倍,AN 的发展与肥胖的程度呈正相关。正常体重的 PCOS 患者 AN 的发生率是 5%～10%,而肥胖的 PCOS 患者 AN 的发生率是 50%。还有学者认为,AN 是发生 2 型糖尿病的一个危险信号。总之,AN 的发病与高胰岛素、胰岛素抵抗密切相关。研究表明高浓度的胰岛素能刺激皮肤棘层细胞和(或)成纤维细胞过度生长,从而导致了 AN 的特征性皮损的发生。

如何对假性黑棘皮病进行临床干预

假性黑棘皮病,男女均可发病,好发年龄 25～60 岁,多见肥胖或皮肤较黑患者,皮损为小的色素斑和天鹅绒状增厚,多伴皮赘,以腋窝、腹股沟及阴唇多见。有的患者还伴有内分泌系统表现,如肥胖、妇女多毛、第二性征发育不全、月经紊乱等。

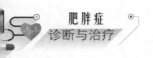

假性 AN 需要纠正肥胖,恢复正常体重,皮损可减轻或消失。高胰岛素血症、胰岛素抵抗在假性 AN 发病中起重要作用,因此,假性 AN 的治疗措施主要是针对改善胰岛素抵抗及降低高胰岛素血症,包括饮食、运动和药物治疗 3 个方面。

(1) 饮食治疗。低热量、低脂、较高碳水化合物及纤维素饮食有助于增进胰岛素敏感性,改善高胰岛素血症。肥胖者在体重减轻后,机体胰岛素敏感性有所提高。

(2) 运动治疗。适当的运动可增加热量消耗,防止体重增加,促进葡萄糖的利用,增强胰岛素的效应。

(3) 药物治疗

● 双胍类药物:可改善机体对胰岛素的敏感性。有人认为该类药可使血中胰岛素受体数目增加及增加受体酪氨酸激酶活性。还有人认为该类药能促进葡萄糖转运子向细胞膜转位,增加肌肉及脂肪组织对葡萄糖的吸收,减轻胰岛素抵抗。

● α 葡萄糖苷酶抑制剂:该药能延缓碳水化合物在肠道的吸收,缓解餐后高血糖和高胰岛素血症。长期使用可降低血脂,降低血浆胰岛素和 C 肽水平,改善机体胰岛素敏感性。

● 噻唑烷二酮类药物:该类药能增加葡萄糖转运子向细胞膜转位,促进胰岛素介导葡萄糖的摄取,增加胰岛素的敏感性。故又称胰岛素增敏剂。

● 血管紧张素转换酶抑制剂:其改善胰岛素抵抗的机制可能是通过舒血管作用,使达到肌肉等组织的葡萄糖和胰岛素增加所致。

● 胰岛素样生长因子 1(insulin-like growth factor，IGF-1)：该药有类似胰岛素的作用。有报道人类重组的 IGF-1 可以降低因胰岛素受体异常而致的极度胰岛素抵抗综合征患者的血糖、胰岛素和 C 肽水平。

● 三价铬：该元素是人体必需的微量元素，机体缺铬可诱发糖尿病。无机铬增强胰岛素活性很小，而转变有机铬后可明显增强胰岛素的活性。

● 生长抑素：有人对 1 例严重肥胖的 AN 进行了长期的生长抑素治疗，表明对改善胰岛素抵抗及高胰岛素血症，减轻 AN 的皮损有效。

为什么肥胖的人易患非酒精性脂肪肝

非酒精性脂肪性肝病(nonalcoholic fatty liver disease，NAFLD)指除外酒精和其他明确的损肝因素所致的肝细胞内脂肪过度沉积为主要特征的临床病理综合征。随着生活方式的改变，NAFLD 发病率日益升高。全球脂肪肝的流行主要与肥胖症患病率迅速增长密切相关。肥胖是目前公认的危险因素，BMI 超过正常值 30％的肥胖患者其患病率升高 4.6 倍。大多患者无症状，只是在出现肝酶异常时才发现脂肪肝，脂肪肝可以存在 30 年以上而不发展为严重的肝病。体检除肥胖以外，可能有轻度肝大。21％～63％的患者有无症状性肝酶升高。

有研究表明，脂肪肝在儿童期即可出现，儿童期肥胖程度与

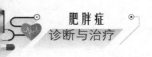

脂肪肝患病率之间有直接关系。通过超声检测,儿童腹部皮下脂肪厚度>30 mm 者,脂肪肝患病率可达 44.4%。因此脂肪肝可作为肥胖的进展期表现。尽管肥胖引起的脂肪肝表现为良性病程,但有 1/3 的患者可出现肝细胞坏死性炎细胞浸润及肝纤维化,这种情况也被称为非酒精性脂肪性肝炎。此类患者多为中年女性,同时伴有其他慢性病,如高血压和关节炎等,病理改变与酒精性脂肪肝相似。

　　肥胖引起脂肪肝主要是由于脂肪组织增加,游离脂肪酸释放增加所致。肥胖患者同时常合并有糖尿病,脂肪肝甚至先于糖耐量异常而出现,除胰岛素因素外,肥胖者还存在脂肪摄入增多、外周脂肪组织动员增加、肝脏合成甘油三酯增加而极低密度脂蛋白的合成相对不足,导致脂肪从肝脏排出障碍,结合肝内脂肪分解代谢降低等因素,促使肝内游离脂肪酸增加,其他如高血脂和体重骤降引起外周组织脂肪动员增加,也可导致游离脂肪酸升高。目前发现游离脂肪酸有很高的细胞毒性,可损害细胞膜、线粒体和溶酶体膜等,引起肝细胞超微结构的破坏,而且能明显加强细胞因子的毒性作用,导致肝实质细胞脂肪变性、坏死、炎细胞浸润和纤维化等改变。

肥胖者如何防治非酒精性脂肪肝

　　(1)祛除病因:酒精性脂肪肝应戒酒,并给予足够的蛋白质饮食,能有效减少肝内脂肪的堆积;妊娠期脂肪肝应尽早诊断,及时终止妊娠;蛋白质热量不足性营养不良患者要充分补充营养物质,尤其是蛋白质的补充;对全肠道外营养的患者,如有可能应尽量缩短时间,或使非蛋白质饮食所提供的热量减少到 1/3,也可缩短每日的输入时间,有学者建议每日时间应在 8～12 小时;肥胖和糖尿病者则应减肥,减肥要有计划,主要通过运动和饮食调整来完成,切忌体重突然减轻;尽量不要长期大量使用皮质激素。

(2) 调整饮食(图 70):饮食的合理化是脂肪肝治疗很重要的一部分。肥胖引起的脂肪肝患者更应从节制饮食开始。推荐中等程度的热量限制,肥胖成人每日热量摄入需减少 2 092～4 184 kJ(500～1 000 kcal)热量饮食,目的在于半年内体质量下降 5%～10%。此外,应改变饮食组分:以高蛋白为主,加适量脂肪和碳水化合物。建议低糖低脂的平衡膳食,减少含蔗糖或果糖饮料以及饱和脂肪酸(动物脂肪和棕榈油等)和反式脂肪(油炸食品)的摄入增加膳食纤维(豆类、谷物类、蔬菜和水果等)含

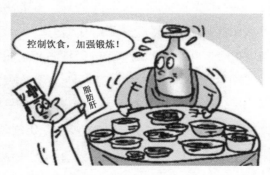

图 70　脂肪肝需调整饮食

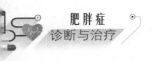

量。热量供给的多少主要取决于原有体力活动的水平,要避免严重的负氮平衡。

(3) 锻炼:运动量适当增加对脂肪肝的治疗和饮食调整有同样的重要性。应强调饮食和运动治疗相结合。推荐中等量有氧运动(如骑自行车、快速步行、游泳、跳舞等),每周四次以上,累计时间至少150~250分钟,运动后靶心率>170一年龄。每周最好进行2次轻或中度阻力性肌肉运动(举哑铃、俯卧撑等),以获得更大程度的代谢改善。空腹血糖(fasting blood glucose,FBG)大于14~16 mmol/L、血糖波动较大、有糖尿病急性代谢并发症以及心肾等器官严重并发症不宜过度运动。

(4) 药物治疗:目前对脂肪肝还没有特效药物,但一些可改善血糖、降低血脂和保护及稳定肝细胞膜的药物也用于脂肪肝的治疗。合并肥胖的患者如果改变生活方式6~12个月体质量未能降低5%以上,建议谨慎选用二甲双胍、奥利司他等具有减重和降低胰岛素的降糖药物进行干预。而保肝抗炎类药物则根据患者自身情况仅作为辅助治疗,主要适用于辅助检查提示可能存在明显肝损伤和(或)进展性肝纤维化者。

● 胰岛素增敏剂:可通过改善胰岛素抵抗而用于治疗脂肪肝。多组临床应用结果显示,二甲双胍可使患者体重减轻、肝功能恢复。近期新上市的DPP-4抑制剂可明显减轻糖尿病患者的肝脏脂肪沉积并改善脂代谢状况,而GLP-1激动剂既可减轻患者体重,也可以改善患者的脂肪分布和炎症状态。

● 奥利司他:结合微低热量饮食适用于肥胖患者的长期治疗,具有长期的体重控制(减轻体重、维持体重和预防反弹)的疗效。同时可降低与肥胖相关的危险因素和与肥胖相关的其他疾病的发病率,包括高胆固醇血症、2 型糖尿病、糖耐量减低、高胰岛素血症、高血压等,并可减少脏器中的脂肪含量。

● 降脂类药物:可降低血中的甘油三酯和胆固醇,从而减少血脂在肝内堆积,使脂肪肝得到缓解。改变生活方式 3～6 个月以上,血清低密度脂蛋白胆固醇(LDL-C)仍大于 4.14 mmol/L时建议使用他汀类药物以减少心血管事件的发生。贝特类药物主要用于中重度高甘油三酯血症(TG)或以 TG 升高为主的混合型高脂血症的治疗。

● 胆碱类药物:肝细胞内脂滴的存在会改变细胞膜的超微结构,受到损害的细胞就不能得到磷脂合成所需的充足能量,而磷脂又是细胞膜和亚细胞膜的基本组成成分,在细胞再生中发挥重要作用。胆碱是磷酸胆碱的前身物质,在脂蛋白合成中有重要作用,可以使脂蛋白增加,促进甘油三酯的排出。常用氯化胆碱每次 1 g,每日 3 次,口服;或静脉注射复方胆碱,每次 2 ml,每日 1～2 次。

● 还原型谷胱甘肽:商品名泰特(TAD)。在慢性肝脂肪变中,由于肝内谷胱甘肽的减少,导致了肝脏的解毒功能下降。静脉补充还原型谷胱甘肽能明显改善患者的肝功能指标,如氨基转移酶。

● 卡尼汀碱乳清酸盐:商品名疗尔健。卡尼汀乳清酸盐复合体在体内分解为卡尼汀(肉毒碱)和乳清酸更易被肝细胞吸收。乳清酸是核酸合成的前体,是促进损伤细胞增殖蛋白合成的很

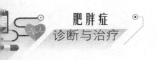

重要的过程。而卡尼汀是脂代谢的生物兴奋剂,促进肝脏游离脂肪酸的 β 氧化。因此可以促进肝细胞的增殖,恢复肝酶,改善症状。

● 熊去氧胆酸:多用于慢性活动性肝炎和肝内胆汁淤积症的治疗。有研究表明,给予熊去氧胆酸每日 13～15 mg/kg,12 个月,患者脂肪变明显逆转,且各项异常的肝功能指标转为正常。

● 二十碳五烯酸(eicosapentaenoic acid,EPA):多用于抗凝剂和血小板聚集抑制剂。实验研究表明,EPA 明显减轻肝脂肪变的程度,可能是其可抑制肝内甘油三酯合成和增加肝血流量。该药仍处于实验研究阶段。

● 保肝药物:水飞蓟宾(益肝灵)对肝细胞膜有稳定作用,有利于肝细胞恢复正常,可长期服用。目前还有一些新药如肝得健等也用于脂肪肝的治疗,疗效有待进一步观察。

● 中医中药:绞股蓝多苷可以降低血脂,对脂肪肝的恢复有一定的帮助。葛花在我国常作为解酒药,有研究表明,葛花提取液能抑制乙醇(酒精)等导致的肝内甘油三酯的升高,有望成为治疗酒精性脂肪肝的有效药物;甜菜碱也有类似作用。

肥胖患者为什么容易得高尿酸血症和痛风

痛风(图 71)为嘌呤代谢紊乱和(或)尿酸排泄障碍所导致血尿酸增高的疾病。高尿酸血症是痛风的重要生物化学基础,一般男性＞420 μmol/L,女性＞350 μmol/L即可诊断为高尿酸血症。近年来,随着人群膳食结构和生活方式的改变,痛风和高尿酸血症的发病率明显增加,逐渐成为一种常见病。临床观察发现肥胖是痛风常见伴发病之一,近年研究发现50％～70％以上的痛风及高尿酸血症患者超重或肥胖,20％左右体重基本正常;仅5％～10％体重略低于正常标准。

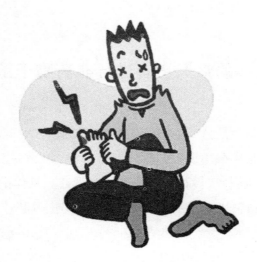

图 71　痛风

公元前500年希腊医学家希波克拉底就提出痛风与摄食过多有关。肥胖患者进食过多,消耗少,造成体内脂肪蓄积,可增加新陈代谢中核酸总量,通过嘌呤代谢,从而导致尿酸合成增加。此外,研究表明,肥胖所导致的胰岛素抵抗及高胰岛素血症与高尿酸血症密切相关。

新近调查证实,血尿酸值与体重指数(BMI)呈正比关系。有

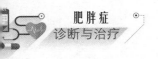

的痛风患者经限制热量体重减轻疗法后常可减少痛风急性发作次数,血和尿尿酸也会下降。高脂血症在痛风患者中也十分突出,约3/4的患者伴有高甘油三酯血症,其中有的与嗜酒有关,已发现嗜酒的痛风患者较不饮酒的肥胖患者甘油三酯为高。但另一些则与乙醇(酒精)无关。流行病学调查资料显示,血甘油三酯与血尿酸升高呈正相关。此外,痛风与肥胖症常伴的糖尿病、高血压等也关系密切。

如何对肥胖的痛风患者进行非药物干预

需要调整生活方式,包括:健康饮食、限制烟酒、坚持运动和控制体重。其中最主要的是饮食控制。长期严格控制食物并不可取,但适当限制饮食对各期痛风均有裨益。具体措施如下。

(1) 限制总热量为 100～120 kJ/kg,防止过胖。

(2) 高碳水化合物占热量的 65%～70%,中等量蛋白质 0.5～1.0 g/kg,低脂肪 40～50 g/d。

(3) 避免高嘌呤食物如动物心、肝、肾、脑,沙丁鱼及酵母等,限制牛、羊、猪肉、富含嘌呤的海鲜,嘌呤量为 100～150 mg/d以下。

(4) 避免高果糖谷物糖浆的饮料(如汽水、果汁)或食物,限制天然果汁、糖、甜点、盐(包括酱油和调味汁)。

(5) 避免酒精滥用,发作期或进展期者严格禁酒,限制酒精,尤其是啤酒,也包括白酒。

（6）鼓励多饮水，多食碱性食物，如蔬菜、柑橘、西瓜、冬瓜及牛奶等，酌情服用碱性药物。

其次，对于超重的患者，我们仍需强调运动减重的重要性，对此，前文已有大量介绍，不再一一赘述。

为什么肥胖女性易出现月经不调和不孕

由于女性的新陈代谢率较男性低，且女性的脂肪合成能力较男性强，故女性更易出现肥胖(图72)。由于脂肪含量的增加，肥胖女性的雌雄激素合成增加，常表现为高雌激素血症和高雄激素血症。此外，肥胖导致的瘦素和胰岛素抵抗，会促进脂肪合成的进一步增加；再者，瘦素抵抗本身可导致女性月经失调、不排卵从而导致不孕不育的发生。

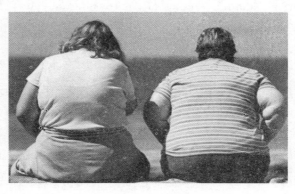

图72　女性肥胖

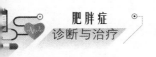

多囊卵巢综合征如何早期干预

多囊卵巢综合征(polycystic ovarian syndrome, PCOS)是女性肥胖伴月经失调最常见的病因。主要表现为月经稀发、闭经或不规则子宫出血,另外符合下列 2 项中的 1 项可诊断为疑似PCOS:①高雄激素表现(多毛等)或高雄激素血症;②超声表现为多囊卵巢。排除其他可能引起高雄激素的疾病和引起排卵异常的疾病即可确诊。(《2011 中国 PCOS 标准》)

对于超重和肥胖的 PCOS 患者,早期干预措施主要是调整生活方式,包括饮食控制和增加运动,以减轻体重,从而减少心血管疾病和糖尿病风险。控制肥胖对多囊卵巢综合征的治疗非常重要,减重后可能使月经恢复正常。对这部分患者,应强调高碳水化合物、低脂肪饮食;循序渐进,逐步减重,6 个月内减重5%~10%。

肥胖可能对男性性功能产生什么样的影响

肥胖对男性性功能的影响因年龄而异。在儿童,主要表现为性发育延迟,包括性腺的发育、外生殖器发育的延迟等;此外,还有第二性征发育的延迟、男性乳房发育、体态和语言的女性化等。在成人尤其是中年,除了男性女性化以外,最主要的表现是勃起功能障碍,在伴有高血压、糖尿病的男性患者中,发病率可高达 60%以上。

为什么肥胖男性易出现性功能障碍

肥胖男性出现性功能障碍的主要原因是脂肪细胞将雄激素转化为雌激素,导致雌激素增多,引起男性女性化、男性乳房发育。过度肥胖、血脂增高影响肝脏对雌激素的灭活,使血中雌激素水平增高,雄激素分泌减少,进而导致性欲减退及勃起功能障碍。肥胖患者易合并心血管疾病和代谢性疾病,这些疾病本身会影响性功能。此外,重度肥胖者可出现垂体促性腺激素释放减少以及瘦素抵抗,对男性的性发育以及精子的形成会产生一定的影响。

如何对肥胖男性合并性功能障碍者进行早期干预

应教育患者保持健康的精神状态,不抽烟不酗酒,尽量避免应用对性功能有影响的药物,如抗高血压药以及某些降糖药、抗癫痫药、镇静药等。对肥胖合并性功能障碍者,可予奥司利他(赛尼可)、西地那非(万艾可)治疗。同时,最主要的是减轻体重,减少负担。

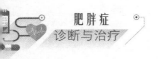

为什么肥胖患者易出现骨关节炎

　　骨关节炎是一种最常见的关节疾病,主要表现为关节疼痛(图 73)、畸形和关节功能降低,从而导致活动障碍及生活质量下降。其发病常常和年龄密切相关,随着人口的老龄化及肥胖症患者的增多,骨关节炎的发病率逐年升高。目前该病是 75 岁以上老年人病残和疼痛的主要原因,耗费了巨大的保健资源。

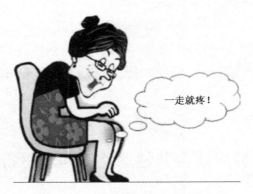

一走就疼!

图 73　骨关节炎引起关节疼痛

　　肥胖不仅明显地增加负重关节所承受的负荷,也可引起姿势、步态及整个运动系统活动的改变。肥胖者膝部骨关节炎发生率高,体重增加加重膝关节软骨的负担,导致关节表明受力不均匀、关节机能紊乱,加速软骨磨损、老化、丢失、骨刺形成。肥胖患者经常主诉膝关节疼痛,关节活动时加重,休息时缓解,局部可见骨赘所致骨肥大并有压痛。肥胖与手关节骨关节炎同样有相关性,提示骨关节炎不仅与生物负荷加重有关,可能与肥胖的全身代谢因素有关,如常与肥胖并存的脂类、嘌呤和糖类代谢异常。脂质代谢过程中产生的中间产物如花生四烯酸可加重局部的炎症加速骨关节炎的发生。此外,肥胖者往往饮食不合理,可能也会影响到关节。如高脂肪摄入不但可引起肥胖,对骨、软骨及关节结构也会造成不良影响。

如何对肥胖的骨关节炎患者进行早期干预

最主要的干预方案仍是减重。调整生活方式,减少加重负担的不合理运动,避免长久站立、跪位和蹲位、爬楼梯、不良姿势等,在日常生活中注意保护关节。鼓励患者在可忍耐的情况下继续以前的身体运动也是至关重要的,同时也是预防肥胖的重要方法。经常运动可减少病废、依赖和疼痛。运动对膝关节和髋关节骨关节炎患者的疼痛和功能都有良好的作用。可以进行适量的有氧锻炼,步行、游泳、高尔夫球、太极拳和瑜伽等都是值得推荐的温和运动。此外还可以进行适当的肌肉力量训练,目的是增强肌力、防止失用性肌萎缩、增强关节稳定性。许多患者从水疗中受益,水中步行训练及游泳可以减轻体重对于关节的负荷,有利于肌肉的锻炼,增强体质,在温暖的游泳池(30~34 ℃)锻炼是对常规理疗极好的辅助或替代方法。此外,家庭和社会的支持与帮助对患者的治疗起积极的作用,针对患者存在的焦

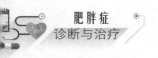

虑抑郁进行心理辅导、康复知识教育,有助于减轻疼痛,改善身体功能。

为什么肥胖者容易发生压疮

肥胖患者较容易发生压疮,其原因如下。

(1)肥胖者由于组织中脂肪多,加大了血运阻力,机体着力点承受体重压力大,组织缺氧缺血严重,所以长期卧床患者如数小时未更换体位或翻身不彻底,局部组织受压过久,即发生反应性瘀血和硬结,形成压疮。另外,肥胖者易患高血压及动脉硬化,不但脑内小动脉阻力增大、血流减少,全身小动脉同样有粥样硬化、血流受阻、缺氧致代谢障碍,易发生压疮。

(2)肥胖者皮脂腺排泄旺盛,汗液分泌多,使皮肤持续受到物理因素的刺激,抵抗力降低,皮肤易溃烂。重度肥胖者股间、腹部、脖颈外赘肉重叠的皱褶处由于通气不良,汗液浸渍,容易起湿疹或发生糜烂。

(3)肥胖患者易患糖尿病,造成蛋白合成障碍及组织修复能力下降,肥大的脂肪细胞虽有活泼的代谢和物质运转率,但单位面积脂肪细胞膜上特异性胰岛素受体相对减少,因而对胰岛素的敏感性降低,需要量增加,对胰岛的长期刺激,可能导致 β 细胞功能减退或衰竭,胰岛素分泌不足,蛋白合成障碍,组织得不到适当修复,抵抗力减弱,皮肤容易受损和感染。

肥胖患者如何防治压疮

　　首先要保持身体皮肤的干燥,勤翻身、勤按摩、勤擦洗,加强身体承重部位的皮肤护理;其次,鼓励患者可能的情况下,选择合适的方式进行适当的锻炼;此外,要注意营养补充和预防感染,需提供平衡的饮食,可适当补充维生素和锌元素,促进组织愈合;最后,控制好血压、血脂、血糖,对防治压疮的发生具有重要的作用。